## 受験生の皆さんへ

　過去の問題に取り組む目的は、(1)出題傾向(2)出題方式(3)難易度(4)合格点を知り、これからの受験勉強に役立てることにあります。出題傾向などがつかめれば目的は達成したことになりますが、それを一歩深く進めるのが、受験対策の極意です。

　せっかく志望校の出題と取り組むのですから、本番に即した受験対策の場に活用すべきです。どうするのか。

　第一は、実際の入試と同じ制限時間を設定して問題に取り組むこと。試験時間が六十分なら六十分以内で挑戦し、時間配分を感覚的に身に付ける訓練です。

　二番目は、きっちりとした正答チェック。正解出来なかった問題は、正解できるまで、徹底的に攻略する心構えが必要です。間違えた場合は、単なるケアレスミスなのか、知識不足が原因のミスなのか、考え方が根本的に間違えていたためのミスなのか、きちんと確認して、必ず正解が書けるようにしておく。

　正答が手元にある過去問題にチャレンジしながら、正解できなかった問題をほったらかしにする受験生もいます。そのような受験生に限って、他の問題集をやっても、間違いを放置したまま、次の問題、次の問題と単に消化することだけに走っているのではないかと思います。過去問題であれ問題集であれ、間違えた問題は、正解できるまで必ず何度も何度も繰り返しチャレンジする。これが必勝の受験勉強法なことをお忘れなく。

入試問題検討委員会

【本書の内容】
1. 本書は過去6年間の問題と解答を収録しています。歯学科の試験問題です。
2. 英語・数学・物理・化学・生物の問題と解答を収録しています。尚、大学当局より非公表の問題は掲載していません。
3. 当社の本書解説執筆陣は、現在直接受験生を教育指導している、すぐれた現場の先生方です。
4. 本書は問題の微細な誤りをなくすため、実物の入試問題を各大学より提供を受け、そのまま画像化して印刷しています。

尚、本書発行にご協力いただきました先生方に、この場を借り、感謝申し上げる次第です。

# 福岡歯科大学

|  |  | 問題 | 解答 |
|---|---|---|---|
| **平成30年度**<br>［A日程<br>試験掲載］ | 英　語 | 1 | 24 |
| | 数　学 | 6 | 26 |
| | 物　理 | 10 | 29 |
| | 化　学 | 14 | 31 |
| | 生　物 | 19 | 32 |
| **平成29年度**<br>［A日程<br>試験掲載］ | 英　語 | 1 | 22 |
| | 数　学 | 6 | 24 |
| | 物　理 | 10 | 26 |
| | 化　学 | 14 | 28 |
| | 生　物 | 17 | 29 |
| | 解答用紙 | | 31 |
| **平成28年度**<br>［A日程<br>試験掲載］ | 英　語 | 1 | 21 |
| | 数　学 | 6 | 23 |
| | 物　理 | 10 | 25 |
| | 化　学 | 13 | 26 |
| | 生　物 | 16 | 27 |
| **平成27年度**<br>［A日程<br>試験掲載］ | 英　語 | 1 | 22 |
| | 数　学 | 6 | 23 |
| | 物　理 | 10 | 25 |
| | 化　学 | 14 | 26 |
| | 生　物 | 17 | 28 |
| **平成26年度**<br>［A日程<br>試験掲載］ | 英　語 | 1 | 22 |
| | 数　学 | 6 | 24 |
| | 物　理 | 10 | 26 |
| | 化　学 | 14 | 27 |
| | 生　物 | 18 | 29 |
| **平成25年度**<br>［A日程<br>試験掲載］ | 英　語 | 1 | 22 |
| | 数　学 | 6 | 24 |
| | 物　理 | 10 | 26 |
| | 化　学 | 14 | 27 |
| | 生　物 | 18 | 29 |

平成30年度

# 平成30年度

# 問 題 と 解 答

# 英 語

## 問題

A 日程

30年度

1 次の文章を読んで、各問に答えなさい。

In the future, robots may serve in a variety of support roles, such as home assistance, office support, nursing, childcare, education, and elder care. When we reach that point, people may share their personal lives with robots, which, in turn, may create long-term personal relationships in the mind of humans. Home robots, for example, could help humans with ①house chores; they could entertain them, teach them new skills, or encourage them to exercise. Robots may assist people with hobbies, such as carpentry or jewelry making, or help children with their homework and music lessons. In any of these roles, robots ②( to / the humans / be / monitor / may / required ) they interact with, and engage in supportive interactions.

For example, a robot serving in a care facility might provide support by listening to the experiences and memories of elderly people. The way a robot responds to the human's communication in ③such scenarios may have a profound effect on various personal and relationship outcomes, including the human's perception of the robot, the human's sense of support and security, the human's willingness to continue to interact with the robot, and the human's overall well-being.

We know from Social ____④____ research that perceiving another person as responsive to one's needs is inherent to the formation of emotional bonds. The partner's perceived responsiveness, meaning their support and *validation of one's own emotional needs, benefits personal and relationship well-being because it signifies the belief that the other person can be counted on to reliably support us. Unfortunately, the social skills displayed by many caregiving robots are not sufficiently effective in evoking the appropriate sense of responsiveness that is characteristic of human disclosure and well-being.

In a newly published research study, we explored whether *implementing responsiveness cues in a robot would be compelling enough for these keys to human bonding to be also evident when interacting with an ⑤inanimate object. Specifically, we examined ⑥( responsive support / be / whether / receptive to / would / humans ) from a robot, using the robot as a safe haven in times of need and as a base for becoming more confident in a subsequent stressful interaction.

⑦We found that people who interacted with a responsive robot (a) felt more positive about the robot; (b) had more desire to use the robot as a companion in stressful situations; and (c) their body language exhibited more approach behaviors towards the robot (e.g., ____⑧____ ). We see this as signaling warmth and interest in close contact.

(Adapted from https://www.psychologytoday.com/blog/intimately-connected/201705 )

〔注〕 *validation = 確認、検証　　*implement = 実行する

問1　下線部 ① に相当するものを下記より3つ選び、その記号を書きなさい。

| | | |
|---|---|---|
| （ア）driving | （イ）washing | （ウ）sleeping |
| （エ）cycling | （オ）holding | （カ）dealing |
| （キ）vacuuming | （ク）shaving | （ケ）disguising |
| （コ）ironing | | |

問2　下線部 ③ とはどんなことか。本文に沿って日本語で答えなさい。

問3　下線部 ④ には、"the science that deals with the human mind and its functions" という内容の学問の分野が入る。その分野を下記から1つ選び、その記号を書きなさい。

| | | |
|---|---|---|
| （ア）Ideology | （イ）Psychology | （ウ）Archaeology |
| （エ）Philosophy | （オ）Anthropology | |

問4　下線部 ⑤ の意味として最も適切なものを下記より1つ選び、その記号を書きなさい。

| | | |
|---|---|---|
| （ア）activating | （イ）malnourished | （ウ）copious |
| （エ）lifeless | （オ）decent | |

問5　下線部 ② と ⑥ の（　）内の語を文意に合うように並べ替えなさい。

問6　下線部 ⑦ を和訳しなさい。

問7　下線部 ⑧ に入る例として最も適切なものを下記より1つ選び、その記号を書きなさい。

（ア）opening, fastening, and reclining
（イ）curing, bending, and stretching
（ウ）solace, laugh, and sign language
（エ）leaning, smiling, and eye contact

2 次の文章中の①〜⑤に最もあてはまるものを下記の（ア）〜（オ）から１つずつ選び、
その記号を書きなさい。

You've probably heard that calcium is important for strong bones, and you'd be right in the fact that this mineral is crucial to maintaining healthy bones. There are many bone-strengthening foods that are rich in calcium, even those that don't include milk and dairy. Many plant-based options can give you all the calcium you need, and your body (  ①  ) than dairy, since some of the acidic properties of dairy may cause an issue with absorption in the body.

Inflammation weakens the entire body, so eating an anti-inflammatory diet is a great place to start to build a healthy foundation. This (  ②  ), but you shouldn't avoid other benefits of calcium in case bone health doesn't concern you at this point. For instance, many young women who aren't at the age for menopause, or men who may feel their bones are strong enough, may not give much thought to their bone healthy either. However, calcium loss (  ③  ), and you could be suffering health problems if you're not getting enough.

Calcium (  ④  ), along with minerals such as magnesium and potassium. You know that feeling of anxiety that almost feels like you have something in your throat and you become out of breath quickly for no reason? It (  ⑤  ), specifically from calcium and magnesium. Both support the nervous system function, along with your blood pressure. They help slow down your blood pressure and can help steady your nerves as a result.

( Adapted from http://www.onegreenplanet.org/natural-health)

---

（ア）will also ensure you're taking care of your body for the long-term

（イ）can be caused by raised blood pressure from an insufficient mineral intake

（ウ）is incredibly important for healthy blood pressure

（エ）may possibly absorb more from plant-based sources

（オ）can affect many aspects of your health

3 次の英文の下線部と同じ意味をもつ語句を（ア）～（エ）から１つずつ選び、その記号を書きなさい。

問1　They asked experts for their opinions about the new governments.

（ア）burdens　　　　　（イ）views
（ウ）hypotheses　　　（エ）pulses


問2　He and his opponent contended for first prize.

（ア）competed　　　　（イ）mentioned
（ウ）worshipped　　　（エ）fetched


問3　The author got great wealth after he published a new book.

（ア）acquired　　　　（イ）resolved
（ウ）settled　　　　　（エ）overcame


問4　Applicants arrived for a job interview one after another.

（ア）for the time being　　（イ）on account
（ウ）in succession　　　　（エ）with regards


問5　His reputation was not good, but my curiosity got the better of me and I decided to meet him.

（ア）constructed　　　（イ）evaluated
（ウ）annoyed　　　　　（エ）defeated

4 日本文に合うように（　）に入る最も適切な語句を（ア）〜（エ）から1つずつ選び、その記号を書きなさい。

問1　あなたは私に宿題を手伝ってほしいですか。
Would you (　　　)?

　　（ア）like to give me a hand to do your homework
　　（イ）want me to participate in your schoolwork
　　（ウ）please tell me what I can do for you at home
　　（エ）like me to help you with your assignment

問2　まもなく台風がその地域を襲うだろう。
(　　　) the area.

　　（ア）Before noon the typhoon might attack
　　（イ）Without fail, the typhoon should get down
　　（ウ）It will not be long before the typhoon hits
　　（エ）None the less, the typhoon is breaking out

問3　私個人としては、彼らの結婚に反対ではありません。
(　　　) their marriage.

　　（ア）As far as I'm concerned, I don't object to
　　（イ）To the limit as for me, I'm not staying with
　　（ウ）In spite of my will, I wish to neglect
　　（エ）As long as my personal thing goes, I never oppose

問4　何か問題がありましたら、いつでも気軽にご連絡下さい。
(　　　) to contact us at any time.

　　（ア）Suppose in any trouble, please hesitate
　　（イ）Should you have any problems, please feel free
　　（ウ）If something were to happen to you, please be eager
　　（エ）Under questions, please do not excuse

問5　私は久しぶりにその町を訪れた。
I visited the town (　　　).

　　（ア）for the first time in ages　　　（イ）within later periods
　　（ウ）after such a short interval　　　（エ）in a long time after I have left

# 数　学

## 問題

### A　日　程

30年度

---

1　関数 $f(x) = (\log_2 x)^3 - \log_2 x^3$　$(x > 0)$　について、以下の問に答えなさい。

問1　$f(\sqrt{2})$ の値を求めなさい。

問2　$f(x) = -2$ を満たす $x$ の値をすべて求めなさい。

問3　$0 < x < 2$ の範囲で $f(x)$ を最大にする $x$ の値を求めなさい。

問4　$\alpha$ を定数とする。
　　　方程式 $(\log_2 x)^3 - \log_2 x^3 = \alpha$ が異なる3個の実数解をもつとき、$\alpha$ の値の範囲を求めなさい。

$\boxed{2}$ $k$ を定数とする。方程式 $x^2 - 2kx + y^2 - 2k^2y + 20 = 0$ の表す図形が円 $C$ である

とき、以下の問に答えなさい。

問1　円 $C$ の中心の座標と半径を $k$ を用いて表しなさい。

問2　定数 $k$ の値の範囲を求めなさい。

問3　円 $C$ が $x$ 軸と接するとき、$k$ の値を求めなさい。

問4　$k$ の値が問2で求めた範囲で変化するとき、原点 $(0, 0)$ と円 $C$ の中心を結ぶ
　　　線分の中点 $(X, Y)$ が描く軌跡の方程式と $X$ の範囲を求めなさい。

$\boxed{3}$ 三角形 OAB において、 OA $= 1$ 、OB $= \sqrt{2}$ 、$\angle$AOB $= 60°$ とする。

辺 AB を $t : (1-t)$ $(0 < t < 1)$ に内分する点を点 P とするとき、以下の問に答えなさい。

問1  $\overrightarrow{\text{OP}}$ を $\overrightarrow{\text{OA}}$ 、$\overrightarrow{\text{OB}}$ 、$t$ を用いて表しなさい。

問2  内積 $\overrightarrow{\text{OA}} \cdot \overrightarrow{\text{OB}}$ の値を求めなさい。

問3  $\left|\overrightarrow{\text{OP}}\right|^2$ を $t$ を用いて表しなさい。

問4  OP $\perp$ AB のとき、$t$ の値を求めなさい。

$\boxed{4}$ 赤い玉 5 個、白い玉 $n$ 個が入っている袋があるとき、以下の問に答えなさい。

ただし、$n$ は 2 以上の整数とする。また、赤い玉と白い玉は色を除いて同じであり、取り出すときに区別はできないものとする。

問1　袋から玉を 1 個取り出したとき、赤い玉である確率を $n$ を用いて表しなさい。

問2　袋から玉を同時に 2 個取り出したとき、2 個の玉の色が同じである確率を $n$ を用いて表しなさい。

問3　袋から玉を 1 個取り出して元に戻すことを 2 回繰り返す。このとき、1 回目に取り出した玉の色と 2 回目に取り出した玉の色が同じである確率を $n$ を用いて表しなさい。

問4　袋から玉を 1 個取り出して元に戻すことを 2 回繰り返す。このとき、1 回目に取り出した玉の色と 2 回目に取り出した玉の色が異なる確率を最大にする $n$ の値と最大値を求めなさい。

# 物理

## 問題  A 日程

30年度

**1** 図1のように、OP間はなめらかな床でPQ間は粗い床となっている。いま、質量 $m$ [kg]の物体1が点Oを速度 $v$ [m/s]で通過した後、点Pで質量 $M$ [kg]の物体2と衝突した。衝突後、2つの物体は一体となって粗い床をすべり、やがて静止した。重力加速度を $g$ [m/s²]、粗い床の動摩擦係数を $\mu'$ とし、下記の問に答えなさい。ただし、図1の右向きを正とする。

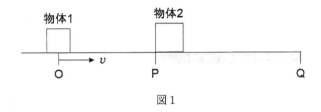

図1

問1　衝突後の速度 $V$ [m/s]を求めなさい。
問2　衝突後の物体の加速度を $\alpha$ [m/s²]とし、運動方程式を求めなさい。
問3　衝突後の物体の加速度 $\alpha$ [m/s²]を求めなさい。
問4　衝突後、物体が静止するまでに要した時間 $t$ [s]を求めなさい。
問5　衝突後、物体が移動した距離 $x$ [m]を求めなさい。

2  以下の文を読み、下記の問に答えなさい。

（1） 図1のように、内部抵抗の無視できる起電力 $E$ [V]の電池に 4 つの抵抗 $R_1$、$R_2$、$R_3$ および $R_4$ [Ω]を接続した回路がある。

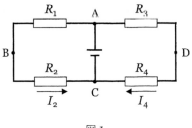

図1

問1　抵抗 $R_2$ に流れる電流 $I_2$ [A]と抵抗 $R_4$ に流れる電流 $I_4$ [A]を求めなさい。
問2　Cに対するBおよびDの電位 $V_B$、$V_D$ [V]を求めなさい。

（2） 次に図2のように、抵抗 $R_5$ [Ω]を BD 間に接続したところ、A から B に向かって電流 $I_1$ [A]、A から D へ向かって電流 $I_3$ [A]、D から B に向かって電流 $I_5$ [A]が流れている。

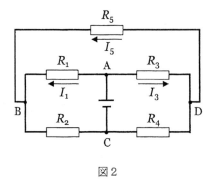

図2

問1　抵抗 $R_2$ を流れる電流 $I_2'$ [A]を $I_1$ と $I_5$ を用いて表しなさい。
問2　抵抗 $R_4$ を流れる電流 $I_4'$ [A]を $I_3$ と $I_5$ を用いて表しなさい。
問3　回路 ABDA について、キルヒホッフの法則を用いて起電力と電圧降下の関係式を表しなさい。
問4　回路 BCDB について、キルヒホッフの法則を用いて起電力と電圧降下の関係式を表しなさい。
問5　抵抗 $R_5$ に電流が流れないときの抵抗値 $R_1$ [Ω]を $R_2$、$R_3$ および $R_4$ を用いて表しなさい。

3  以下の文を読み、下記の問に答えなさい。

(1) 気体分子は様々な向きに様々な速さで運動している。図1のように、座標軸を立方体の各壁面と垂直にとり、$x$軸と垂直な1つの壁$S_x$に着目し、気体の圧力を求めた。以下の文中の（ア）から（オ）に入る適切な数値を有効数字2桁で答えなさい。ただし、気体分子は壁$S_x$に対し弾性衝突するものとする。

　一辺の長さが10 mの立方体の中に、$6.0×10^{23}$個の気体分子がある。分子1個の質量は$5.0×10^{-26}$ kgであり、すべての分子は、壁$S_x$と垂直な方向に速さ$3.0×10^2$ m/sで運動すると仮定すると分子1個が壁$S_x$に及ぼす衝突1回あたりの力積の大きさは（ア）Ns、1 sあたりの衝突回数は（イ）回、平均の力の大きさは（ウ）Nとなる。以上より、気体が壁$S_x$に及ぼす圧力は（エ）Paとなる。また、この圧力は立方体のすべての面に対しても均等であると仮定すれば、気体の圧力は（オ）Paとなる。

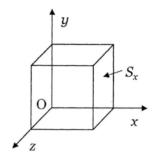

図1

(2) 図2のように、点Oを中心とする半径 $r$ [m]の円周上を音源Sが振動数 $f_0$ [Hz]の音を発しながら反時計回りに一定の速さ $v$ [m/s]で回転している。観測者は円の外側の点Pで静止した状態でこの音を聞いている。音の速さを $V$ [m/s]として下記の問に答えなさい。

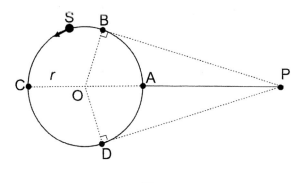

図2

問1　図中A、B、CおよびD点で音源が発した音を観測者が聞くときの振動数 $f_A$、$f_B$、$f_C$ および $f_D$ [Hz]を求めなさい。

問2　観測者が聞く音の振動数が最大となる音源の位置はA〜Dのどこかを答えなさい。

# 化　学

## 問題

30年度

A　日　程

以下の点に留意し答えなさい。

原子量は H=1.00、C=12.0、O=16.0、Na=23.0 とする。また、特に指定がない限りにおいては塩素の原子量を Cl=35.5 とする。

1 以下の文を読み、下記の問に答えなさい。

（1）　天然の水素原子には $^1H$ と $^2H$ があり、また極微量ではあるが $^3H$ も存在する。天然に存在する酸素原子としては $^{16}O$、$^{17}O$、$^{18}O$ がある。このとき「$^1H$ と $^2H$ と $^3H$」や「$^{16}O$ と $^{17}O$ と $^{18}O$」は、互いに（　ア　）である。

問1　上の文章中の空欄（　ア　）に当てはまる語句を答えなさい。

問2　$^1H$ の中性子の数を答えなさい。

問3　$^{17}O$ の中性子の数を答えなさい。

問4　$^2H$ の陽子の数を答えなさい。

問5　$^{18}O$ の質量数を答えなさい。

問6　上の文章中の3種類の水素原子と3種類の酸素原子から構成される水分子の組み合わせは何通りあるか答えなさい。

問7　問6であげられた中で、最も重い水分子の分子量を答えなさい。ただし H と O の相対質量は質量数と一致するものとする。

問8　天然の塩素原子は主に $^{35}Cl$ と $^{37}Cl$ で構成されている。$^{35}Cl$ と $^{37}Cl$ のそれぞれの相対質量は、35.0 と 37.0 である。$^{37}Cl$ の天然存在比（%）を有効数字3桁で答えなさい。

（２）図１は通常の大気圧下で固体物質を加熱した時の、加熱時間と温度の関係を示したものである。

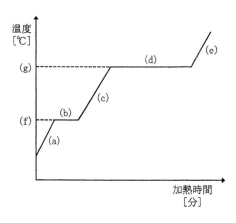

図１

問１　図中 (a)～(e) のそれぞれにおいて、物質はどのような状態で存在しているか。気体、液体、固体のいずれかで答えなさい。ただし、複数の状態があるときはすべて答えなさい。

問２　(f)および(g)で表される温度はそれぞれ何と呼ばれるか答えなさい。

2 以下の文を読み、下記の問に答えなさい。ただし、解答は有効数字3桁で答えなさい。

次に示す実験①～④を行った。
実験① ナトリウムの単体は空気中の酸素と反応して物質Aを生じる
実験② ナトリウムの単体を水と反応させると物質Bの水溶液と気体を生じる
実験③ 物質Bの水溶液に二酸化炭素を通すと炭酸ナトリウムを生じる
実験④ 炭酸ナトリウムを塩酸と反応させると物質Cの水溶液と気体を生じる

（1） 実験①の化学反応式を書きなさい。

（2）
問1 実験②の化学反応式を書きなさい。

問2 物質Bの結晶を空気中に放置すると水蒸気を吸収して水溶液となる。この現象の名称を答えなさい。

（3） 実験③の化学反応式を書きなさい。

（4）
問1 物質Cの結晶を水に溶かしたときの溶解熱を-3.90 kJ/molとする。この反応を熱化学方程式で表しなさい。

問2 175.5 gの物質Cを水に溶かしたときに吸収される熱量〔kJ〕を求めなさい。

3 天然有機化合物についての以下の文を読み、下記の問に答えなさい。

（1）以下の説明に該当する天然有機化合物を選択肢(a)から(h)より1つ選び、記号で答えなさい。

問1　分子式は $C_m(H_2O)_n$ の一般式で表される。
問2　水に溶けにくい有機化合物で生体膜の主な構成成分である。
問3　R-CH(NH$_2$)-COOH の一般式で表される低分子化合物である。
問4　この分子の種類はヒトでは数万種類といわれ、生体内の化学反応の触媒として働くものもある。

(a)DNA　　　(b)RNA　　　(c)脂　質　　　(d)糖　類　　　(e)リン酸
(f)アミノ酸　　(g)ビタミン　　(h)タンパク質

（2）二糖を以下の選択肢(a)から(f)より2つ選び、記号で答えなさい。
(a)マルトース　　　(b)セルロース　　　(c)スクロース
(d)グリコーゲン　　(e)ガラクトース　　(f)フルクトース

（3）以下のアミノ酸の中で光学異性体をもたないものを選択肢(a)から(g)より1つ選び、記号で答えなさい。
(a)セリン　　　(b)チロシン　　　(c)アラニン　　　(d)グリシン
(e)システイン　　(f)メチオニン　　(g)グルタミン酸

（4）以下の反応でタンパク質の検出法として使われる最も適当なものを選択肢(a)から(f)より2つ選び、記号で答えなさい。
(a)銀鏡反応　　　　　(b)炎色反応　　　　　(c)ビウレット反応
(d)フェーリング反応　(e)キサントプロテイン反応　(f)ヨードホルム反応

(5) 図1は無機触媒反応と酵素反応のそれぞれの反応速度と温度の関係について示している。(a)〜(d)の中から、無機触媒反応と酵素反応を示すものをそれぞれ1つ選び、記号で答えなさい。

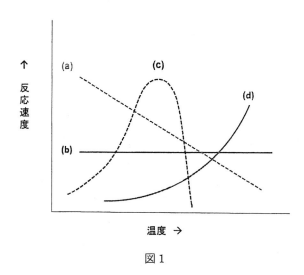

図1

(6) 以下のタンパク質と核酸についての説明の中で正しいものを選択肢(a)から(f)よりすべて選び、記号で答えなさい。
(a)タンパク質は全て親水性で細胞内や体液中に存在する。
(b)タンパク質は希酸中で加熱したり、タンパク質分解酵素を作用させると加水分解され、α-アミノ酸や（ポリ）ペプチドが生じる。
(c)タンパク質は単位となるアミノ酸がペプチド結合でつらなった構造をもつ。
(d)核酸は単位となるヌクレオチドがエーテル結合でつらなった構造をもつ。
(e)DNAを構成する糖の化学式は$C_5H_{10}O_4$でRNAを構成する糖は$C_5H_{10}O_5$である。
(f)アデニンとチミンは2本の水素結合で塩基対を形成する。

(7) デンプンを加水分解し100 gのグルコースを得た。反応は完全に進行したものとして何gのデンプンを必要とするか答えなさい。ただし、解答は有効数字2桁で答えなさい。

# 生物

## 問題　A日程

30年度

1 以下の文を読み、下記の問に答えなさい。

　図1は動物細胞におけるリソソームによる細胞内消化の模式図である。リソソームは、（ ア ）重の生体膜で包まれた小胞で、細胞小器官の1つである（ イ ）から生じる。リソソームには各種の（A）が含まれ、異常タンパク質や古い細胞小器官など不要な物質を分解する。細胞が自己の細胞質の一部を取りこむ小胞をつくり、これがリソソームと融合して分解される現象を（ ウ ）という。

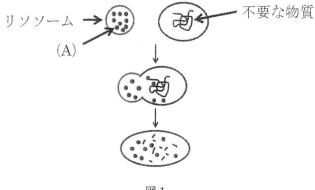

図1

問1　文中の（ ア ）には適切な数字を、（ イ ）（ ウ ）には適切な語句をそれぞれ記しなさい。

問2　植物細胞においてよく発達している細胞小器官で、リソソームに相当するはたらきをするものの名称を記しなさい。

問3　リソソームについての説明で正しいものはどれか。次の(a)～(d)から1つ選び、記号を記しなさい。

(a) 内部が疎水性の環境になっている。
(b) 内部が酸性の環境になっている。
(c) 内部に独自のDNAを持っている。
(d) 内部に生体アミンを含んでいる。

問4　図中の（A）は次の化学反応を触媒する酵素である。この酵素群の名称を記しなさい。ただし、[X-Y]は基質分子の構造式を表すものとする。

$$[X-Y] + H_2O \rightarrow [X-H] + [Y-OH]$$

# 福岡歯科大学 30 年度 (20)

2 以下の文を読み、下記の問に答えなさい。

　細胞は必要な物質を細胞内へ取りこみ、不要な物質を細胞外へ放出している。このため細胞膜は単純な半透膜ではなく、①特定の物質のみを透過させる性質がある。細胞膜を介した物質の透過は②脂質二重層に溶けこんで通り抜ける経路と輸送タンパク質を介して通り抜ける経路とに大別される。さらに③輸送タンパク質は輸送様式の違いにより、チャネル、担体、ポンプに分けられる。

　脂質二重層や輸送タンパク質を通過できない物質が細胞を出入りする場合は、生体膜自体がそれらの物質を包みこんだ小胞を形成し、細胞外に放出したり、細胞内に取りこんだりする。このような物質の放出を（　ア　）といい、取りこみを（　イ　）という。

問1　下線部①の性質を何とよぶか。名称を記しなさい。

問2　下線部②の経路を通って輸送される物質を次の (a)〜(e)からすべて選び、記号を記しなさい。

　(a) 酸　素　　　　　(b) グルコース　　　　　(c) グルタミン酸
　(d) 二酸化炭素　　　(e) 糖質コルチコイド

問3　下線部③について、次の(a)〜(d)はどの輸送タンパク質の性質を述べたものか。チャネルについて述べたものには「A」を、担体には「B」を、ポンプには「C」を記しなさい。

　(a) 脂肪組織や筋肉でのグルコース取りこみを促進する。
　(b) 静止電位や活動電位の発生に係わるイオンを受動輸送する。
　(c) ATP を利用して細胞内外の濃度差に逆らって特定のイオンを輸送する。
　(d) アクアポリンとよばれるタンパク質で水の透過性を高める。

問4　文中の（　ア　）と（　イ　）に適切な語句を記しなさい。

問5　文中の（　ア　）の様式で細胞内から細胞外へ放出される物質を次の (a)〜(d)からすべて選び、記号を記しなさい。

　(a) mRNA　　　　(b) $HCO_3^-$　　　　(c) アミラーゼ　　　　(d) アセチルコリン

福岡歯科大学 30 年度 （21）

3 以下の文を読み、下記の問に答えなさい。

（1） 核の中のDNAに書きこまれた遺伝情報を発現するには、まず遺伝子の塩基配列が
RNAに転写される。この反応を触媒する酵素は（ ア ）である。転写されたRNAは、
遺伝情報を持たない（ イ ）領域を切り除いた後、核膜孔を通り（ ウ ）へと運ばれ、
そこで（ エ ）と結合する。（ エ ）は、大小２つのサブユニットが組み合わさって
出来たもので、mRNAのコドンに（ オ ）を相補的に対合させ、mRNAの遺伝情報
をタンパク質へと翻訳する。

問1　文中の（ ア ）～（ オ ）に適切な語句を記しなさい。

（2）１９６１年、ニーレンバーグらは、大腸菌の抽出液にウラシル（U）のみからなる合成
RNA（UUUUUU・・・）とアミノ酸を加えて、フェニルアラニンのみからなるタン
パク質の人工合成に成功した。その後、同様な実験を重ね、すべてのコドンに対応するア
ミノ酸を明らかにした。表１にはその一部を示している。表中のCはシトシン、Uはウラ
シルを表す。

表1

| mRNAの塩基配列（コドン） | 対応するアミノ酸 |
|---|---|
| CUU,　CUC | ロイシン |
| CCU,　CCC | プロリン |
| UUU,　UUC | フェニルアラニン |
| UCU,　UCC | セリン |

問1　mRNAのコドンは全部で何通りあるか記しなさい。

問2　UCの繰り返し配列（UCUCUC・・・）からなる合成RNAを用いてタンパク質
を合成した。この時、合成に使用されるアミノ酸の名称とその比率を記しなさい。

問3　UとCを２：１の比率で含むRNAを合成し、それを用いてタンパク質を合成すると、
フェニルアラニンは全体の何％取りこまれるか。小数点第一位まで求めなさい。

# 4 以下の文を読み、下記の問に答えなさい。

（1）腎臓は体液の量や成分を一定になるように調節し、生命活動に適した体内環境を維持するための重要な機能を担っている。腎臓は（ ア ）とよばれる機能単位の集合体で、その数は片側の腎臓に約［ ① ］個ある。（ ア ）は腎小体とそれにつながる（ イ ）からなり、腎小体は毛細血管が複雑に絡み合ってできた（ ウ ）とそれを取り囲む（ エ ）からできている。腎臓に流れこんだ血液は（ ウ ）から（ エ ）へろ過され原尿が作られる。原尿は（ イ ）を通って集合管へ流れ、原尿に含まれる成分は必要に応じて毛細血管に再吸収される。原尿中に残った老廃物は濃縮され尿中に排泄される。健康な成人の1日あたりの尿量はおよそ1〜2Lであるが、多量に発汗すると尿量は減少し水分の損失が抑えられる。これは（ オ ）という抗利尿ホルモンの分泌が促進され腎臓にはたらくためである。

問1　文中の（ ア ）〜（ オ ）に適切な語句を記しなさい。

問2　文中の［ ① ］に適切な数値を（a）〜（d）から1つ選び、記号を記しなさい。

　　（a）10万　　　　（b）20万　　　　（c）100万　　　　（d）200万

問3　文中の（ オ ）というホルモンが「産生される場所」と「分泌される場所」はどこか。次の（a）〜（f）からそれぞれ1つずつ選び、記号を記しなさい。

　　（a）大 脳　　　　　（b）視 床　　　　　（c）視床下部
　　（d）脳下垂体前葉　　（e）脳下垂体後葉　　（f）副腎皮質

問4　文中の（ オ ）というホルモンのはたらきで適切な説明はどれか。次の（a）〜（d）から1つ選び、記号を記しなさい。

　　（a）集合管にはたらき水の再吸収を促進する。
　　（b）集合管にはたらきナトリウムイオンの再吸収を促進する。
　　（c）腎臓の毛細血管にはたらき原尿の産生を抑制する。
　　（d）腎動脈にはたらき腎臓に流れる血液の量を減少させる。

（2）ある健康なヒトの血しょう、原尿および尿に含まれる成分を測定すると、表1に示す
結果が得られた。尿は1日に1.5 L生成された。これについて次の問に答えなさい。

表1

| 成分 | 血しょう<br>(mg/L) | 原尿<br>(mg/L) | 尿<br>(mg/L) |
|---|---|---|---|
| A | 73000 | 0 | 0 |
| B | 1000 | 1000 | 0 |
| C | 200 | 200 | 1500 |
| D | 300 | 300 | 20000 |
| ナトリウムイオン | 3200 | 3200 | 3000 |
| クレアチニン | 10 | 10 | 1000 |

問1　成分A～Dのうちグルコースはどれか記号を記しなさい。

問2　原尿中のクレアチニンは再吸収されずに尿中へ排泄される物質である。クレアチニン
の測定値から原尿は1分間に約何mL生成されたか。最も適切な数値を下記の(a)～(e)
から1つ選び、記号を記しなさい。

(a) 69　　　(b) 104　　　(c) 150　　　(d) 1440　　　(e) 150000

問3　原尿中のナトリウムイオンは1分間に約何mg再吸収されたか。最も適切な数値を下記
の(a)～(e)から1つ選び、記号を記しなさい。

(a) 4　　　(b) 200　　　(c) 330　　　(d) 476　　　(e) 4500

# 英　語

## 解答

### 30年度

### A日程

## ❶

### 〔解答〕

問1　(イ)　(キ)　(コ)

問2　介護施設で働くロボットが、高齢者の経験や思い出を聞くような状況。

問3　(イ)

問4　(エ)

問5　② may be required to monitor the humans
⑥ whether humans would be receptive to responsive support

問6　我々は、応答するロボットと交流した人々が(a)ロボットをより肯定的に感じ、(b)ストレスの多い状況では、ロボットを仲間として使いたい願望がより強まったことを発見した。

問7　(エ)

### 〔出題者が求めたポイント〕

問1　具体的な「家事」を選ぶ。

問2　前文の内容をまとめる。

問3　"the science that deals with the human mind and its functions"の意味は「人間の精神とその機能を扱う科学」なので、「心理学」のPsychologyが正解。Ideology「イデオロギー」。Archaeology「考古学」。Philosophy「哲学」。Anthropology「人類学」。

問4　inanimate「生命のない」。activating「活性化する」。malnourished「栄養失調の」。copious「豊富な」。lifeless「生命のない」。decent「ちゃんとした」。

問5　② be required to V「～することを求められる」。monitor ～「～を観察する」。
⑥ be receptive to ～「～をよく受け入れる」。

問6　people に対応する動詞が、felt と had であることを確認して訳す。responsive「応答する」。positive「肯定的な、前向きな」。companion「仲間」。

問7　「ロボットに対してより近づこうとする」身体言語の例を選ぶ。

### 〔全訳〕

将来ロボットは、家事補助、事務支援、看護、育児、教育、高齢者ケアなど、さまざまなサポート役を果たすだろう。我々がそうした地点に到達するとき、人々は自分の個人生活をロボットと共有するようになり、今度はロボットが、人間の心の中で長期的な関係を生み出すようになるかも知れない。例えば、家庭用ロボットは、人間を家事で助け、楽しませ、新しい技能を教えたり、運動を促したりするだろう。ロボットは、木工や宝石製作などの趣味で人をサポートしたり、宿題や音楽のレッスンで子供を助けたりするかも知れない。これらの役割のいずれにおいても、ロボットは交流する人間を観察し、支援的な交流をすることが求められる。

例えば、介護施設で働くロボットは、高齢者の経験や思い出を聞くという支援を行うかも知れない。こうしたシナリオにおいて、ロボットが人間とのコミュニケーションに応答する仕方は、人間によるロボットの認識、人間が受け取る支援と安全の感覚、ロボットと交流を続けようとする人間の意欲、そして人間の総合的な幸福感など、さまざまな個人的関係性の成果に深い影響を及ぼすかも知れない。

我々は、社会心理学の研究から、自分のニーズに反応する人として他人を感知することが、感情的な絆の形成に必須のものだということを知っている。パートナーが反応していることを認識することは、彼らが自分の感情的なニーズをサポートし確認してくれていることを意味し、個人的な人間関係の幸せを増加させる。なぜならこのことは、我々をきっとサポートしてくれると相手を当てにする確信の表れだからだ。残念なことに、多くの介護ロボットが示す社会的技能は、人間性の発露と幸福の特徴である適切な反応感覚を呼び出すほどには十分効果的でない。

新たに発表された調査研究において、ロボットの応答行動の実行が、生命なき物との交流においても、人間的な絆を作るのに、それと分かるほど十分魅力的であるかどうかの検討がなされた。具体的には、人間がロボットからの応答的な支援を受け入れ、ロボットを必要時に安全な避難所として、また、その後のストレスのかかる交流において、より信頼できる基盤としてとして使用できるかどうかを検討したのだ。

我々は、反応性ロボットと交流した人々は(a)ロボットをより肯定的に感じ、(b)ストレスの多い状況ではロボットをより仲間として使用したいと思い、(c)彼らの身体言語はロボットに対してより近づこうとする行為(例えば、身の傾斜、微笑み、およびアイコンタクト)を示すことを発見した。我々はこれを暖かさと親密な関係への関心を示すものと見なしている。

## ❷

### 〔解答〕

① (エ)

② (ア)

③ (オ)

④ (ウ)

⑤ (イ)

### 〔全訳〕

あなたはおそらく、カルシウムが強い骨にとって重要であると聞いたことがあるだろう。そして、このミネラルが健康な骨を維持するために重要であるという事実も知っているだろう。ミルクや乳製品以外にもカルシウムが豊富な骨強化食品が多くある。植物を中心とする多くの選択肢が、あなたの必要とする全てのカルシウムを与えることができるし、また、あなたの体は乳製品よりも

植物由来のものの方がより多くカルシウムを吸収するかも知れない。なぜなら、乳製品の中の酸の一部が、体への吸収に関して問題を起こすかも知れないからだ。

炎症は全身を弱めるので、抗炎症食品を食べることは健全な基礎を築くのに最適なスタート地点だ。これはまた、確実にあなたの体の面倒を長期的に見てくれるが、現時点で骨の健康があなたにとって重要でない場合でも、他のカルシウムの利点を避けるべきではない。例えば、閉経期にない若い女性や、自分の骨が十分丈夫だと感じている男性の多くは、自分の骨の健康をあまり考えないかも知れない。しかし、カルシウム不足はあなたの健康のさまざまな面に影響を与える可能性があり、十分に摂取していないと、健康上の問題を抱えるかも知れない。

カルシウムは、マグネシウムやカリウムなどのミネラルと共に、健康な血圧にとって非常に重要だ。あなたは、喉に何かがあるような不安感を感じたり、理由もなくすぐに息切れすることがあるだろうか? これは、カルシウムやマグネシウムなどのミネラルの摂取不足による血圧上昇で起きている可能性がある。どちらも、血圧と同時に神経系機能もサポートする。それはあなたの血圧を下げるのを助け、結果としてあなたの神経の安定を助けるのだ。

**3**

〔解答〕
問1　(イ)
問2　(ア)
問3　(ア)
問4　(ウ)
問5　(エ)

〔出題者が求めたポイント〕
問1　opinion「意見」。burden「重荷」。view「見解」。hypothesis「仮説」。pulse「脈拍」。
問2　contend「競う」。compete「競う」。mention「述べる」。worship「崇拝する」。fetch「取ってくる」。
問3　get「得る」。acquire「獲得する」。resolve「決意する」。settle「定住する」。overcome「打ち勝つ」。
問4　one after another「次々に」。for the time being「当分の間」。on account「分割払いで」。in succession「相次いで」。with regards「敬具」。
問5　get the better of「勝つ」。construct「建設する」。evaluate「評価する」。annoy「苛立たせる」。defeat「打ち負かす」。

〔問題文訳〕
問1　彼らは新政府について専門家の意見を求めた。
問2　彼と彼の相手は、一等賞を求めて競争した。
問3　その著者は、新しい本を出版したあと大きな富を得た。
問4　応募者は次々に就職面接にやって来た。
問5　彼の評判は良くなかったが、好奇心に負けて、私は彼に会う決心をした。

# 数　学

**A日程**

**1**

〔解答〕

問1　$-\dfrac{11}{8}$

問2　$x=\dfrac{1}{4}$, $2$

問3　$x=\dfrac{1}{2}$

問4　$-2<\alpha<2$

〔出題者が求めたポイント〕

問1　対数の計算

　$\sqrt{2}=2^{\frac{1}{2}}$として，対数計算をする

問2　対数方程式

　$\log_2 x=t$とおいて$t$の2次方程式を解く

問3　対数関数の最大値

　$0<x<2$の時，$\log_2 x<1$

問4　定数分離

　$y=f(x)$と$y=\alpha$の交点が3つとなる$\alpha$の範囲を求める

〔解答のプロセス〕

問1　$f(\sqrt{2})=(\log_2\sqrt{2})^3-\log_2(\sqrt{2})^3$

$=\left(\log_2 2^{\frac{1}{2}}\right)^3-3\log_2 2^{\frac{1}{2}}$

$=\left(\dfrac{1}{2}\log_2 2\right)^3-\dfrac{3}{2}\log_2 2$

$=\left(\dfrac{1}{2}\right)^3-\dfrac{3}{2}$

$=-\dfrac{11}{8}$　…（答）

問2　$\log_2 x=t$とおく

$f(x)=-2$より$t^3-3t=-2$だから

$t^3-3t+2=(t-1)^2(t+2)=0$

$t=\log_2 x=1$の時，$x=2$

$t=\log_2 x=-2$の時，$x=2^{-2}=\dfrac{1}{4}$

よって，$x=\dfrac{1}{4}$, $2$　…（答）

問3　$\log_2 x=t$とおくと$f(x)=t^3-3t$

ここで$f(x)=g(t)$とすると，$g'(t)=3t^2-3$

また下記のグラフより$0<x<2$の時，$t<1$

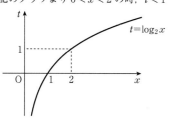

$t<1$において，$g'(x)=0$とすると$t=-1$

| $t$ | $\cdots$ | $-1$ | $\cdots$ | $(1)$ |
|---|---|---|---|---|
| $g'(t)$ | $+$ | $0$ | $-$ | |
| $g(t)$ | ↗ | 極大 | ↘ | |

増減表より，$t=-1$の時$g(t)$は極大かつ最大

よって，$t=\log_2 x=-1$より

　$f(x)$を最大にする$x$は$x=2^{-1}=\dfrac{1}{2}$　…（答）

問4　$f(x)=\alpha$の解の個数は$y=f(x)$と$y=\alpha$

すなわち$y=g(t)$と$y=\alpha$の交点の個数に等しい

問3を用いて$y=g(t)$の増減表を作ると，

| $t$ | $\cdots$ | $-1$ | $\cdots$ | $1$ | $\cdots$ |
|---|---|---|---|---|---|
| $g'(t)$ | $+$ | $0$ | $-$ | $0$ | $+$ |
| $g(t)$ | ↗ | $2$ | ↘ | $-2$ | ↗ |

よって，$-2<\alpha<2$　…（答）

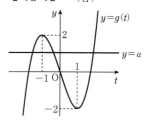

**2**

〔解答〕

問1　中心$(k, k^2)$，半径$\sqrt{k^4+k^2-20}$

問2　$k<-2$, $2<k$

問3　$k=\pm 2\sqrt{5}$

問4　$Y=2X^2$ $(X<-1, 1<X)$

〔出題者が求めたポイント〕

問1　円の方程式

　$x, y$について平方完成して中心と半径を求める

問2　円の性質

　円の半径は正の実数となる

問3　円の性質

　円が$x$軸に接する時，|中心の$y$座標|＝半径

問4　軌跡の方程式

　$(X, Y)$を媒介変数$k$で表わす

〔解答のプロセス〕

問1　方程式を$x, y$について平方完成すると，

$(x-k)^2-k^2+(y-k^2)^2-k^4+20=0$より

$(x-k)^2+(y-k^2)^2=k^4+k^2-20$

よって，中心$(k, k^2)$，

半径$\sqrt{k^4+k^2-20}$　…（答）

問2　円の半径は正の実数だから

$k^4+k^2-20=(k^2+5)(k^2-4)>0$

$k^2+5>0$だから$k^2-4>0$

よって，$k<-2$, $2<k$　…（答）

問3　円が$x$軸に接する時，|中心の$y$座標|＝半径

ゆえに $k^2=\sqrt{k^4+k^2-20}$
2乗して整理すると $k^2=20$ より $k=\pm 2\sqrt{5}$
これらは $k<-2,\ 2<k$ を満たす
よって,$k=\pm 2\sqrt{5}$ …(答)

問4 $(X,\ Y)=\left(\dfrac{0+k}{2},\ \dfrac{0+k^2}{2}\right)=\left(\dfrac{k}{2},\ \dfrac{k^2}{2}\right)$ より

$X=\dfrac{k}{2}$ …①,$Y=\dfrac{k^2}{2}$ …②

①より $k=2X$ だから②に代入して $Y=2X^2$
また $k<-2,\ 2<k$ だから $X<-1,\ 1<X$
よって,$Y=2X^2\ (X<-1,\ 1<X)$ …(答)

## 3

〔解答〕
問1 $\overrightarrow{OP}=(1-t)\overrightarrow{OA}+t\overrightarrow{OB}$
問2 $\dfrac{\sqrt{2}}{2}$
問3 $|\overrightarrow{OP}|^2=(3-\sqrt{2})t^2+(\sqrt{2}-2)t+1$
問4 $t=\dfrac{4-\sqrt{2}}{14}$

〔出題者が求めたポイント〕
問1 分点の位置ベクトル
$\overrightarrow{OP}=\dfrac{(1-t)\overrightarrow{OA}+t\overrightarrow{OB}}{t+(1-t)}$
問2 内積の計算
$\overrightarrow{OA}\cdot\overrightarrow{OB}=|\overrightarrow{OA}||\overrightarrow{OB}|\cos\angle AOB$
問3 ベクトルの計算
$|\vec{a}\pm\vec{b}|^2=|\vec{a}|^2\pm 2\vec{a}\cdot\vec{b}+|\vec{b}|^2$
問4 内積の計算
$OP\perp AB$ の時,$\overrightarrow{OP}\cdot\overrightarrow{AB}=0$

〔解答のプロセス〕
問1 $\overrightarrow{OP}=\dfrac{(1-t)\overrightarrow{OA}+t\overrightarrow{OB}}{t+(1-t)}$
$=(1-t)\overrightarrow{OA}+t\overrightarrow{OB}$ …(答)

問2 $\overrightarrow{OA}\cdot\overrightarrow{OB}$
$=|\overrightarrow{OA}||\overrightarrow{OB}|\cos\angle AOB$
$=1\times\sqrt{2}\times\cos 60°$
$=\dfrac{\sqrt{2}}{2}$ …(答)

問3 $|\overrightarrow{OP}|^2=\{(1-t)\overrightarrow{OA}+t\overrightarrow{OB}\}^2$
$=(1-t)^2|\overrightarrow{OA}|^2+2(1-t)t\overrightarrow{OA}\cdot\overrightarrow{OB}+t^2|\overrightarrow{OB}|^2$
$=(1-2t+t^2)+2t(1-t)\times\dfrac{\sqrt{2}}{2}+2t^2$
$=1-2t+t^2+\sqrt{2}t-\sqrt{2}t^2+2t^2$
$=(3-\sqrt{2})t^2+(\sqrt{2}-2)t+1$ …(答)

問3 $\overrightarrow{AB}=\overrightarrow{OB}-\overrightarrow{OA}$ だから
$\overrightarrow{OP}\cdot\overrightarrow{AB}=\{(1-t)\overrightarrow{OA}+t\overrightarrow{OB}\}\cdot(\overrightarrow{OB}-\overrightarrow{OA})$
$=(1-t)\overrightarrow{OA}\cdot\overrightarrow{OB}-(1-t)|\overrightarrow{OA}|^2$
$\qquad +t|\overrightarrow{OB}|^2-t\overrightarrow{OA}\cdot\overrightarrow{OB}$
$=\dfrac{\sqrt{2}(1-t)}{2}-(1-t)+2t-\dfrac{\sqrt{2}}{2}t$

$=(3-\sqrt{2})t-\left(1-\dfrac{\sqrt{2}}{2}\right)$
$OP\perp AB$ より $\overrightarrow{OP}\cdot\overrightarrow{AB}=0$ だから
$(3-\sqrt{2})t-\left(1-\dfrac{\sqrt{2}}{2}\right)=0$
よって,$t=\dfrac{4-\sqrt{2}}{14}$ …(答)

## 4

〔解答〕
問1 $\dfrac{5}{n+5}$
問2 $\dfrac{n^2-n+20}{(n+4)(n+5)}$
問3 $\dfrac{n^2+25}{(n+5)^2}$
問4 $n=5$ の時,最大値 $\dfrac{1}{2}$

〔出題者が求めたポイント〕
問1 確率の計算
   組合せの基本計算
問2 確率の計算
   取り出す玉が2個とも赤と白で場合分け
問3 確率の計算
   2回とも赤と白で場合分け
問4 確率の最大値
   相加・相乗平均の利用

〔解答のプロセス〕
問1 $\dfrac{{}_5C_1}{{}_{n+5}C_1}=\dfrac{5}{n+5}$ …(答)

問2 i) 取り出した玉が2個とも赤の場合
$\dfrac{{}_5C_2}{{}_{n+5}C_2}=\dfrac{\frac{5\times 4}{2\times 1}}{\frac{(n+5)(n+4)}{2\times 1}}=\dfrac{20}{(n+5)(n+4)}$ …①

ii) 取り出した玉が2個とも白の場合
$\dfrac{{}_nC_2}{{}_{n+5}C_2}=\dfrac{\frac{n(n-1)}{2\times 1}}{\frac{(n+5)(n+4)}{2\times 1}}=\dfrac{n(n-1)}{(n+5)(n+4)}$ …②

よって,①+② $=\dfrac{n^2-n+20}{(n+5)(n+4)}$ …(答)

問3 i) 2回とも赤を取り出す場合
$\dfrac{{}_5C_1}{{}_{n+5}C_1}\times\dfrac{{}_5C_1}{{}_{n+5}C_1}=\dfrac{25}{(n+5)^2}$ …③

ii) 2回とも白を取り出す場合
$\dfrac{{}_nC_1}{{}_{n+5}C_1}\times\dfrac{{}_nC_1}{{}_{n+5}C_1}=\dfrac{n^2}{(n+5)^2}$ …④

よって,③+④ $=\dfrac{n^2+25}{(n+5)^2}$ …(答)

問4 取り出した玉の色が異なる確率は
全体−2回とも同じ色である確率だから

$$1 - \frac{n^2 + 25}{(n+5)^2} = \frac{10n}{n^2 + 10n + 25}$$

$\dfrac{10n}{n^2 + 10n + 25} = \dfrac{1}{\dfrac{n}{10} + 1 + \dfrac{25}{10n}}$ だから

$\dfrac{n}{10} + 1 + \dfrac{25}{10n}$ が最小の時, 確率は最大となる

ここで $n \geqq 2$ より $\dfrac{n}{10} > 0$ かつ $\dfrac{25}{10n} > 0$ だから

相加・相乗平均より $\dfrac{n}{10} + \dfrac{25}{10n} \geqq 2\sqrt{\dfrac{n}{10} \cdot \dfrac{25}{10n}} = 1$

等号は成立は $\dfrac{n}{10} = \dfrac{25}{10n}$ だから $n \geqq 2$ より $n = 5$

よって, $n = 5$ の時, 最大値 $\dfrac{1}{2}$ …(答)

# 物　理

## 解答　30年度

**A日程**

## 1

〔解答〕

問1　$\dfrac{mv}{m+M}$ [m/s]

問2　$(m+M)\alpha = -\mu'(m+M)g$

問3　$-\mu'g$ [m/s²]　　問4　$\dfrac{mv}{(m+M)\mu'g}$ [s]

問5　$\dfrac{1}{2\mu'g}\left(\dfrac{mv}{m+M}\right)^2$ [m]

〔出題者が求めたポイント〕
等加速度運動，運動量の保存

〔解答のプロセス〕
問1　運動量の保存より
$$mv=(m+M)V \quad \therefore \quad V=\dfrac{mv}{m+M}$$

問3　問2より　$\alpha = -\mu'g$

問4　$v=v_0+at$ より
$$0=\dfrac{mv}{m+M}-\mu'gt \quad \therefore \quad t=\dfrac{mv}{(m+M)\mu'g}$$

問5　$v^2-v_0^2=2ax$ より
$$0-\left(\dfrac{mv}{m+M}\right)^2=2(-\mu'g)x$$
$$\therefore \quad x=\dfrac{1}{2\mu'g}\left(\dfrac{mv}{m+M}\right)^2$$

## 2

〔解答〕

(1)問1　$I_2=\dfrac{E}{R_1+R_2}$ [A], $I_4=\dfrac{E}{R_3+R_4}$ [A]

　問2　$V_B=\dfrac{R_2E}{R_1+R_2}$ [V], $V_D=\dfrac{R_4E}{R_3+R_4}$ [V]

(2)問1　$I_2'=I_1+I_5$ [A]
　問2　$I_4'=I_3-I_5$ [A]
　問3　$R_1I_1-R_5I_5-R_3I_3=0$
　問4　$R_2(I_1+I_5)-R_4(I_3-I_5)+R_5I_5=0$
　問5　$R_1=\dfrac{R_3}{R_4}R_2$ [Ω]

〔出題者が求めたポイント〕
キルヒホッフの法則

〔解答のプロセス〕
(1)問1　ABC でキルヒホッフの法則より
$$E-(R_1+R_2)I_2=0 \quad \therefore \quad I_2=\dfrac{E}{R_1+R_2}$$
ACD でキルヒホッフの法則より
$$E-(R_3+R_4)I_4=0 \quad \therefore \quad I_4=\dfrac{E}{R_3+R_4}$$

問2　$V_B=R_2I_2=\dfrac{R_2E}{R_1+R_2}$

$V_D=R_4I_4=\dfrac{R_4E}{R_3+R_4}$

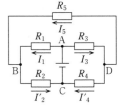

(2)問1　B におけるキルヒホッフ第1法則より
$I_2'=I_1+I_5$

問2　D におけるキルヒホッフ第1法則より
$I_4'=I_3-I_5$

問3　ABDA において電池の起電力は含まれない。
問4　BCDB において電池の起電力は含まれない。
問5　問3，問4で求めた式で $I_5=0$ とすると，
$$0=-R_1I_1+R_3I_3, \quad 0=-R_2I_1+R_4I_3$$
この2式より
$$R_1=\dfrac{R_3}{R_4}R_2$$

図2はホイートストンブリッジ回路と等価である。

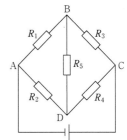

## 3

〔解答〕

(1)(ア)　$3.0\times10^{-23}$　　(イ)　15　　(ウ)　$4.5\times10^{-22}$
　(エ)　2.7　　(オ)　0.90

(2)問1　$f_A=f_0$ [Hz], $f_B=\dfrac{V}{V+v}f_0$ [Hz]

　　$f_C=f_0$ [Hz], $f_D=\dfrac{V}{V-v}f_0$ [Hz]

問2　D

〔出題者が求めたポイント〕
気体分子の運動，ドップラー効果

〔解答のプロセス〕
(1)(ア)
力積 $I=|mv_x-(-mv_x)|$
　　　$=2mv_x$
　　　$=2\times5.0\times10^{-26}\times3.0\times10^2$
　　　$=3.0\times10^{-23}$ N·s

(イ)　$S_x$ に1回衝突する時間 $t$ は $t=\dfrac{2L}{v_x}$ だから

1s間あたりの衝突回数 $N$ は

$$N = \frac{1}{t} = \frac{v_x}{2L} = \frac{3.0 \times 10^2}{2 \times 10} = 15 \text{ 回}$$

（ウ）　$F_x = I \times 1.0 \times 15$
$$= 3.0 \times 10^{-23} \times 15 = 4.5 \times 10^{-22}[\text{N}]$$

（エ）　$P_x = \dfrac{F_x \times 6.0 \times 10^{23}}{S_x} = \dfrac{2.7 \times 10^2}{10^2} = 2.7\,\text{Pa}$

（オ）　$v_x{}^2 = v_y{}^2 = v_z{}^2$,　$v^2 = v_x{}^2 + v_y{}^2 + v_z{}^2$ より
$$v_x{}^2 = \frac{1}{3}v^2$$

よって，$P = \dfrac{1}{3}P_x = 0.90\,\text{Pa}$

(2)問1，問2

　音源の観測者方向への速度成分を考える。

　A，C は速度成分が 0，B は速さ $v$ で遠ざかる。D は
速さ $v$ で近づく。

福岡歯科大学 30年度 (31)

# 化　学

## 解答

30年度

### A日程

### 1

〔解答〕

(1) 問1　同位体
　　問2　0
　　問3　9
　　問4　1
　　問5　18
　　問6　18通り
　　問7　24
　　問8　25.0%

(2) 問1　(a)固体　　(b)固体，液体　　(c)液体
　　　　　(d)液体，気体　　(e)気体
　　問2　(f)融点　　(g)沸点

〔出題者が求めたポイント〕

小問集合

〔解答のプロセス〕

(1) 問6　酸素原子の選び方は3通り，水素原子は質量
　　数の異なる組と同じ組で3通りずつで合計は
　　　$3 \times (3+3) = 18$ 通り
　　問7　最も重いのは $^3H_2^{18}O$ の24のもの
　　問8　存在比を $x$ とすると，
　　　$35 \times (1-x) + 37x = 35.5$　　∴　$x = 0.25$

### 2

〔解答〕

(1) $4Na + O_2 \longrightarrow 2Na_2O$

(2) 問1　$2Na + 2H_2O \longrightarrow 2NaOH + H_2$
　　問2　潮解

(3) $2NaOH + CO_2 \longrightarrow Na_2CO_3 + H_2O$

(4) 問1　$NaCl(固) + aq = NaClaq - 3.90 kJ$
　　問2　11.7 kJ

〔出題者が求めたポイント〕

無機物質(ナトリウム)，熱化学方程式

〔解答のプロセス〕

(4) 問2　物質Cとは塩化ナトリウムのこと。その式
　　量は58.5なので，175.5gのCは3molに相当する。
　　よって，$-3.90 \times 3 = -11.7 kJ$

### 3

〔解答〕

(1) 問1　d　　問2　c　　問3　f　　問4　h

(2) aとc　　(3) d　　(4) cとe

(5) 無機触媒：d　酵素：c

(6) b, c, e, f(※後述)　　(7) 90g

〔出題者が求めたポイント〕

有機高分子化合物

〔解答のプロセス〕

(1) 問1　グルコースの分子式が $C_6H_{12}O_6$ で，脱水縮
　　　　合によって高分子となるので $C_m(H_2O)_n$ になる。
　　問2　細胞膜はリン脂質を構成成分とする。
　　問3　アミノ基とカルボキシ基をもつ $\alpha$-アミノ酸で
　　　　ある。
　　問4　生体内の触媒，といえば酵素である。よって，
　　　　タンパク質。

(3) 光学異性体をもたない，といえば側鎖がHのグリ
　　シン。

(4) ビウレット反応はトリペプチド以上のペプチド，も
　　しくはタンパク質を検出する。
　　キサントプロテイン反応はベンゼン環をもったアミノ
　　酸(チロシン・トリプトファン)の検出に用いる。フェ
　　ニルアラニンは反応性が低いので含まれるときと含ま
　　れないときがある。

(5) 温度が上がるほど，一般的には反応速度は増大する。
　　無機触媒は活性に温度の影響をうけにくいので，右上
　　がりのdである。
　　対して，酵素はその適する温度以上になると変性をう
　　けて失活してしまう。よって山のあるcとなる。

(6) (a) 怪しい選択肢。タンパク質は多くが親水性で，
　　　　主に細胞内や体液中に存在するが，「全て」と断定で
　　　　きるかは怪しい。この解答では誤りとした。
　　(b) 正しい。
　　(c) 正しい。
　　(d) ヌクレオチドの結合は，ふつうエーテル結合とは
　　　　言わない。
　　(e) 正しい。
　　(f) 正しい。

(7) $(C_6H_{10}O_5)_n \xrightarrow{nH_2O} n\, C_6H_{12}O_6$
　　　$162n$　　　　　　　$180 \times n$
　　　デンプン　　　　　　グルコース

　　$n$ が十分に大きければ，デンプンの分子量は $162n$ と
　　表せる。

　　よって，$100 \times \dfrac{180 \times n}{162n} = 90 g$

福岡歯科大学 30年度 (32)

# 生 物

## 解答 30年度

### A日程

## 1

〔解答〕
問1 （ア）1 （イ）ゴルジ体 （ウ）オートファジー
問2 液胞
問3 (b)
問4 加水分解酵素

〔出題者が求めたポイント〕
出題分野：〔オートファジー（自食作用）〕
問1 オートファジー（自食作用）では、まず細胞内の不要となったタンパク質や細胞小器官は、二重の生体膜で包まれてオートファゴソームを形成する。オートファゴソームはリソソームと融合し、リソソーム内の様々な分解酵素によって不要物が分解される。
問2 植物細胞では、オートファゴソームは液胞と融合し、液胞に含まれる分解酵素によって不要物を分解する。
問3 リソソーム内はpH5.0程度の酸性であり、リソソームに含まれる加水分解酵素の活性は、この条件で最適化されている。そのためこれらの酵素が細胞内に流出しても活性は高くなく、不用意な分解が起こりにくくなっている。
問4 加水分解反応を促進する酵素群である。加わった水は分割され、分解物の一方にHが、他方にOHが取り込まれる。アミラーゼなどの消化酵素、ミオシンや$Na^+/K^+$-ATPアーゼのようなATP分解酵素（ATPアーゼ）なども加水分解酵素である。

## 2

〔解答〕
問1 選択的透過性
問2 (a) (d) (e)
問3 (a) B （b) A （c) C （d) A
問4 （ア）エキソサイトーシス
　　（イ）エンドサイトーシス
問5 (c) (d)

〔出題者が求めたポイント〕
出題分野：〔細胞膜の構造と働き〕
問1 選択的透過性は、細胞膜の半透性に加え、促進拡散や能動輸送などにより生じる。
問2 リン脂質の二重層では、酸素や二酸化炭素のような小さな分子や、糖質コルチコイドのような脂溶性分子は、拡散によって透過する。親水性のグルコースやアミノ酸は透過できない。
問3 チャネルと担体は濃度勾配に従って物質を移動させる受動輸送を行う。チャネルは刺激により開閉し、物質を通過させる。担体は物質の結合による構造変化によって物質を移動させる。ポンプは濃度勾配に逆ら

い ATPのエネルギーを用いて物質を移動させる能動輸送を行う。(a)脂肪組織や筋肉ではインスリンの刺激により、グルコースの取り込みが活発になるが、このときグルコース輸送担体の数が細胞膜上で増加している。(b)$Na^+$チャネルや$K^+$チャネルなどがある。(c)ナトリウムポンプはこれにあたる。(d)水は極性分子なので小さいが細胞膜を透過しにくい。アクアポリンは水を選択的に透過させる膜タンパク質である。
問4 エキソサイトーシスは開口分泌、エンドサイトーシスは食作用ともいう。
問5 (a) mRNAは核内から細胞質基質へ運ばれる。(b) $HCO_3^-$は、赤血球に取り込まれる際は$CO_2$の状態で膜を透過した後に、水と反応して生じる。緑藻類では輸送体によって細胞内に取り込まれる。(c)(d)消化酵素やホルモン、神経伝達物質などは、エキソサイトーシスにより細胞外へ放出される。

## 3

〔解答〕
(1)
問1 （ア）RNAポリメラーゼ （イ）イントロン
　　（ウ）細胞質基質 （エ）リボソーム （オ）tRNA
(2)
問1 64通り
問2 アミノ酸の名称 セリン、ロイシン 比率 1：1
問3 44.4%

〔出題者が求めたポイント〕
出題分野：〔遺伝情報の発現〕
(1)
問1 真核生物における遺伝情報の発現、すなわち転写、スプライシング、翻訳の流れを説明している。
(2)
問1 第1・第2・第3コドンにそれぞれA、U、G、Cの4通りがある。4×4×4＝64通り。
問2 …UCUCUC…の繰り返し配列には、UCUとCUCの読み枠が交互に現れる。それぞれセリンとロイシンに対応している。交互に現れるのだから、合成RNAが長くなるほど、比率は1：1に近づいていく。
問3 UとCを2：1の比率で含むRNAでは、ある塩基がUとなる確率2/3、Cとなる確率1/3なので、フェニルアラニンのコドンUUUとなる確率は2/3×2/3×2/3×100＝8/27×100。同じくUUCは2/3×2/3×1/3×100＝4/27×100。両者の和は、(8/27＋4/27)×100＝12/27×100＝0.444…×100＝44.4…。あるコドンがフェニルアラニンとなる確率、すなわちフェニルアラニンが全体の何％取り込まれるかは、小数点第1位まで求めて44.4％となる。

# 4

〔解答〕

（1）

問1　（ア）ネフロン（腎単位）　（イ）細尿管
　　　（ウ）糸球体　（エ）ボーマンのう
　　　（オ）バソプレシン

問2　（c）

問3　産生される場所（c）　分泌される場所（e）

問4　（a）

（2）

問1　B

問2　（b）

問3　（c）

〔出題者が求めたポイント〕

出題分野：〔腎臓の構造と働き〕

（1）

問1　腎臓の構造と働きの基本事項を説明している。
　　　細尿管は腎細管ともいう。

問2　片側1個の腎臓にネフロン（腎単位）が約100万
　　　個、両側合わせて約200万個である。

問3　問4　バソプレシンは視床下部で合成され、脳
　　　下垂体後葉に蓄えられ、血液の浸透圧上昇により血
　　　液中に分泌される。集合管における水の再吸収を促
　　　進する。

（2）

問1　グルコースは腎小体で原尿へすべてこしだされ
　　　るが、細尿管ですべて再吸収され、尿には排出され
　　　ない。

問2　1日の尿量1.5Lに含まれるクレアチリンの量
　　　は、$1.5L \times 1000(mg/L) = 1500mg$。原尿には1L
　　　あたり10mgが含まれるので、$1500/10 = 150L$の
　　　原尿が1日で生成された。1分間では、$150000mL$
　　　$/(24時間 \times 60分) = 104.166 \cdots mL$。

問3　1日の尿量1.5Lに含まれるナトリウムイオン
　　　は$1.5L \times 3000(mg/L) = 4500mg$。問2より1日の
　　　原尿は150L。その中に含まれるナトリウムイオン
　　　は$150L \times 3200(mg/L) = 480000mg$。$480000 -$
　　　$4500 = 475500mg$が再吸収されている。1分間では、
　　　$475500/(24 \times 60) = 330.2 \cdots mg$。

平成29年度

問 題 と 解 答

平成29年度

# 英　語

## 問題

### Ａ　日　程

29年度

1 次の文章を読んで、各問に答えなさい。

As scientists and policymakers around the world try to combat the increasing rate of climate change, they have focused on the chief ①culprit: carbon dioxide.

②Produced by the burning of fossil fuels in power plants and car engines, carbon dioxide continues to accumulate in the atmosphere, warming the planet. But trees and other plants do slowly capture carbon dioxide from the atmosphere, converting it to sugars that store energy.

In a new study from the U.S. Department of Energy's Argonne National Laboratory and the University of Illinois at Chicago, researchers have found a similar way to convert carbon dioxide into a usable energy source using sunlight.

One of the chief challenges of *sequestering carbon dioxide is that it is relatively chemically unreactive. "On its own, ③(carbon / quite / to / is / into / it / difficult / dioxide / convert ) something else," said Argonne chemist Larry Curtiss, an author of the study.

To make carbon dioxide into something that could be a usable fuel, Curtiss and his colleagues needed to find a ④catalyst — a particular compound that could make carbon dioxide react more readily. When converting carbon dioxide from the atmosphere into a sugar, plants use an organic catalyst called an *enzyme; the researchers used a metal compound, which they fashioned into nanosized flakes to maximize the surface area and to expose its reactive edges.

While plants use their catalysts to make sugar, the Argonne researchers used theirs to convert carbon dioxide to carbon *monoxide. Although carbon monoxide is also a greenhouse gas, it is much more reactive than carbon dioxide and scientists already have ways of converting carbon monoxide into usable fuel, such as *methanol. "Making fuel from carbon monoxide means travelling 'downhill' energetically, while trying to create it directly from carbon dioxide means needing to go '⑤uphill,' " said Argonne physicist Peter Zapol, another author of the study.

Although the reaction to transform carbon dioxide into carbon monoxide is different from anything found in nature, it requires the same basic inputs as photosynthesis. "⑥In photosynthesis, trees need energy from light, water and carbon dioxide in order to make their fuel; in our experiment, the ingredients are the same, but the product is different," said Curtiss. The setup for the reaction is sufficiently similar to nature that the research team was able to construct an "artificial leaf" that could complete the entire three-step reaction pathway. In the first step, ⑦ . In the second step, ⑧ Finally, ⑨ .

(Adapted from https://www.sciencedaily.com)

〔注〕　*sequestering = ～を分離する　　*enzyme = 酵素　　*monoxide = 一酸化物
　　　　*methanol = メタノール

1  下線部 ① の意味として最も適切なものを下記の（ア）～（エ）より１つ選びなさい。

   （ア）some chemical which is too dangerous to get
   （イ）a thing that cannot be compromised
   （ウ）newly discovered creature for the future experiment
   （エ）something regarded as the cause of some problem


2  下線部 ②、⑥ を和訳しなさい。


3  下線部 ③ の（　）内の語をすべて使って、文意に合うように並べ替えなさい。


4  下線部 ④ はどんなものか。本文に沿って説明しなさい。


5  下線部 ⑤ の意味として最も適切なものを（ア）～（エ）より１つ選びなさい。

   （ア）around a steep slope
   （イ）against adversities
   （ウ）under sudden troubles
   （エ）with quite ease


6  下線部 ⑦、⑧、⑨ に入る順番を下記の（ア）～（エ）より１つずつ選びなさい。
　　ただし、不要なものも１つ含まれている。

（ア）the holes react with water molecules, creating protons and oxygen molecules

（イ）the less efficient a reaction is, the higher the energy cost to recycle carbon dioxide

（ウ）the protons, electrons and carbon dioxide all react together to create carbon monoxide and water

（エ）incoming photons are converted to pairs of negatively-charged electrons and corresponding positively-charged "holes" that then separate from each other

2　次の文章中の ①〜⑤ に最もあてはまるものを下記の (ア) 〜 (オ) から1つずつ
選び、その記号を書きなさい。

　The Milky Way is a large band of stars, dust and gas that make up our galaxy. It contains billions of stars. Our sun and (　①　). The Milky Way is only one of billions of galaxies that make up our universe. It has a diameter of about 100,000 light years and is as old as the universe itself. The name probably refers to how we see our galaxy — (　②　).

　The Milky Way has the shape of a thin disk with six spiral arms coming out of a *bulge in the center. This bulge consists of a *cluster of large stars, gas and dust (　③　). The whole galaxy rotates around this inner bar of stars. New stars are constantly formed around the spiral arms. Most of the stars in our galaxy are red dwarfs, cold stars that are much smaller than our sun.

　The galaxy gets flatter towards the edges. The center of the Milky Way consists of a black hole; (　④　) that not even light cannot escape. The galaxy is surrounded by a gigantic halo made up of old stars and gas that stretches hundreds of thousands of light years into the universe.

　Our solar system is located on the inner edge of one of the spiral arms, about 30,000 light years from the center. It completes (　⑤　).

(Adapted from http://www.english-online.at/science/milky-way)

〔注〕 *bulge = 膨らんだ部分　　*cluster = 集団

---

(ア) an invisible object that has such a strong gravitational pull

(イ) a white blurry band that looks like spilled milk

(ウ) as well as a strong magnetic field

(エ) the solar system is only one of them

(オ) one orbit around the center about every 240 million years

3 次の英文の下線部と同じ意味をもつ語句を（ア）〜（エ）から1つずつ選び、
その記号を書きなさい。

1  The chairperson paid no attention to his views on the subject because it was not realizable.

   （ア）disregarded　　　　　（イ）praised
   （ウ）endangered　　　　　（エ）forbade

2  John took over his father's company after he retired.

   （ア）threw into　　　　　（イ）asserted with
   （ウ）collapsed down　　　（エ）succeeded to

3  I managed to elicit a positive response for the company.

   （ア）receive on　　　　　（イ）draw out
   （ウ）consider about　　　（エ）expect from

4  Mary assigned her daughter to watch the baby while she was out for a little while.

   （ア）prevented　　　　　（イ）abolished
   （ウ）appointed　　　　　（エ）restrained

5  I have some questions with regard to your last statement.

   （ア）within the reach of　（イ）in respect of
   （ウ）at home with　　　　（エ）out of condition at

4 日本文に合うように（　）に入る最も適切な語句を（ア）〜（エ）から1つずつ
選び、その記号を書きなさい。

1　ささいな事で騒ぎ立てるな。
Don't (　　) little things

(ア) take account at　　　　(イ) be in charge of
(ウ) make a fuss over　　　(エ) give way to

2　私は食べ過ぎて健康をそこなうようなばかなことはしない。
I (　　) by eating too much.

(ア) do not do such a sensitive behavior
(イ) am foolish to waste my power
(ウ) never take it of performing badly
(エ) know better than to lose my health

3　私の父は朝３０分くらい散歩することを習慣にしています。
My father (　　) for thirty minutes or so in the morning.

(ア) makes a habit of taking a walk
(イ) has a good habit to deny
(ウ) make it a rule to going out
(エ) has accustomed in spending

4　彼は観光のためではなくむしろ芸術を勉強するためにその国へ行った。
He went to the country (　　) to do sightseeing as to study art.

(ア) not such as　　　　(イ) beyond enough
(ウ) still less　　　　　(エ) not so much

5　私は若い頃にそんな軽率なことをして恥ずかしく思います。
I (　　) such a careless thing when I was young.

(ア) feel humiliated by my failure
(イ) am ashamed of having done
(ウ) embarrass myself for neglecting
(エ) keep the shame in my mind

# 数　学

## 問題

### A　日　程

29年度

1　2つの方程式　$\log_2(x-y) = 3$　と　$\log_2 x + \log_2 y = 4$　を同時に満たす $x$ と $y$ について、以下の問に答えなさい。

問1　$x-y$ の値を求めなさい。

問2　$xy$ の値を求めなさい。

問3　$\log_2(x+y)$ の値を求めなさい。

問4　$\log_2 \dfrac{x^3+y^3}{10}$ の値を求めなさい。

問5　$\log_2 x$ の小数部分を $a$ とするとき、$4a + \log_2 y^4$ の値を求めなさい。

$\boxed{2}$  Oを原点とする座標平面上の放物線 $y = \dfrac{1}{6}x^2 - \dfrac{3}{2}$ を $C_1$ とし、この放物線上の点 $A(3\sqrt{3},\ 3)$ における接線を $L$ とする。また、原点 O を中心とし点 A を通る円を $C_2$ とするとき、以下の問に答えなさい。

問1　直線 $L$ の方程式を求めなさい。

問2　円 $C_2$ の方程式を求めなさい。

問3　放物線 $C_1$、直線 $L$ および $y$ 軸で囲まれた図形の面積を求めなさい。

問4　放物線 $C_1$ と円 $C_2$ で囲まれた 2 つの図形のうち、原点 O を含む図形の面積を求めなさい。

$\boxed{3}$ $a$、$b$ を正の整数とし、$f(x) = x^3 + (a - b + 2)x^2 + 4x + a + b + 1$ とする。
$f(x)$ が $x + 2$ で割り切れるとき、以下の問に答えなさい。

問1　$5a - 3b$ の値を求めなさい。

問2　$a + b < 20$ となる $a$、$b$ の値の組をすべて求めて $(a, b)$ の形で答えなさい。

問3　$k$ を正の整数として $a = 3k - 1$ と表すとき、$b$ を $k$ を用いて表しなさい。

問4　$f(x) = (x + 2) \cdot g(x)$ と表すとき、$g(x)$ を問3の $k$ を用いて表しなさい。

問5　問4の $g(x)$ について、2次方程式 $g(x) = 0$ が相異なる2つの整数を解とする $a$、$b$ の値の組を求めて $(a, b)$ の形で答えなさい。

$\boxed{4}$ 平行四辺形 ABCD において AB = 4、AD = 3、∠BAD = 120° とする。直線 CD 上に CD ⊥ AP となる点 P をとり、直線 BD 上に BD ⊥ AQ となる点 Q をとるとき、以下の問に答えなさい。

問1　△ABD の面積を求めなさい。

問2　内積 $\overrightarrow{AB} \cdot \overrightarrow{AD}$ を求めなさい。

問3　$\overrightarrow{AP}$ を $\overrightarrow{AB}$、$\overrightarrow{AD}$ で表しなさい。

問4　実数 $s$ を用いて $\overrightarrow{DQ} = s\overrightarrow{DB}$ と表すとき、$s$ の値を求めなさい。

問5　△PDQ の面積を求めなさい。

# 物理

**問題**　29年度

**A 日程**

1　下記の問に答えなさい。

(1) 図1のように、水平面と滑らかにつながった斜面がある。水平面から高さ $h$ [m]の地点Aに静止している物体1を静かに放し、水平面上の地点Bにある静止している物体2に正面衝突させた。物体1および2には摩擦や空気抵抗は働かないものとする。物体1の質量を $m$ [kg]、物体2の質量を $2m$ [kg]とし、重力加速度の大きさを $g$ [m/s²]とするとき、以下の問に答えなさい。ただし、速度は図中右向きを正とする。

問1　物体1が物体2に衝突する直前の物体1の速度 $V_0$ [m/s]を求めなさい。

問2　2つの物体間の反発係数 $e=1$、衝突後の物体1の速度を $V_a$ [m/s]、物体2の速度を $V_b$ [m/s]とするとき、$V_a$、$V_b$、$V_0$ の間に成り立つ関係式を2つ書きなさい。ただし、速度 $V_0$ を用いてよい。

問3　衝突後の $V_b$ を $V_0$ で表しなさい。

問4　物体2は物体1と衝突した後、壁に取り付けられたばね定数 $k$ [N/m]のばねの端にあたり、ばねを自然の長さから最大 $x$ [m]縮めた。ばねが縮む最大の長さ $x$ [m]を求めなさい。ただし、衝突後の物体2の速度として $V_b$ を用いてよい。

(2) 図2のように水平面との角度 $\theta$ を変えることのできる粗い斜面がある。$\theta=\theta_1$ [rad]のとき、斜面上に質量 $m$ [kg]の物体が静止している。重力加速度の大きさを $g$ [m/s²]として、以下の問に答えなさい。

問1　物体の斜面から受ける垂直抗力 $S$ [N]を求めなさい。

問2　物体の斜面から受ける静止摩擦力 $F$ [N]を求めなさい。

問3　物体が斜面上に静止できる最大の角度が $\theta_1$ である場合、物体と斜面との間の静止摩擦係数 $\mu_0$ を求めなさい。

問4　$\theta=\theta_2$ [rad]にしたところ、物体は斜面を滑り始めた。物体と斜面との間の動摩擦係数を $\mu_1$ として、斜面に沿った下向きの加速度 $a$ [m/s²]を求めなさい。

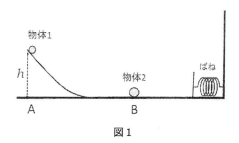

図1

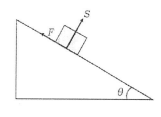

図2

2  図1のように静止している観測者の前方を音源が振動数 $f_0$[Hz]の音を発しながら $a$[m/s]の速さで観測者から遠ざかるように進んでいる。さらに音源の前方には音を反射する壁がある。音の速さを $V$[m/s]として以下の問に答えなさい。

問1　観測者が音源から直接聞く音の波長を求めなさい。
問2　観測者が音源から直接聞く音の振動数 $f_1$ を求めなさい。
問3　壁で反射して観測者が聞く音の振動数 $f_2$ を求めなさい。
問4　このとき観測者が聞くうなりの回数を求めなさい。
問5　静止している観測者に向かって壁が速さ $b$[m/s]で近づいてくるとき、壁で反射して観測者が聞く音の振動数 $f_3$ を求めなさい。

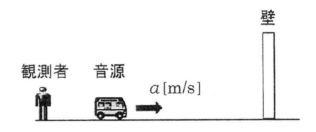

図1

3  下記の問に答えなさい。

(1) 図1に示すような、抵抗、電池およびスイッチSからなる回路がある。抵抗 $R_1$、$R_2$ の抵抗値はそれぞれ $R$ [Ω]および $2R$ [Ω]、抵抗 $R_3$ の抵抗値は $r$ [Ω]であり、2つの電池の起電力はともに $E$ [V]とする。

問1 スイッチSが開いているとき、XY間の電位差 $V_0$ [V]を求めなさい。

問2 スイッチSを閉じたとき、BからAに流れる電流を $I_1$ [A]、DからCに流れる電流を $I_2$ [A]とする。XからYへ流れる電流 $I_3$ [A]を $I_1$、$I_2$ で表しなさい。

問3 回路AXYBにおいて、$I_1$, $I_2$, $r$, $R$, $E$ の関係式を書きなさい。

問4 スイッチSが閉じている場合のXY間の電位差 $V_1$ [V]を求めなさい。


(2) 図2に示すように、スクリーンから40 cm離れたところに高さ2 cmのろうそくがある。いま、スクリーンとろうそくの間に凸レンズを置いたところ、スクリーン上に高さ1.5 cmのろうそくの像ができた。

問1 像の倍率を求めなさい。
問2 スクリーンから凸レンズの中心Oまでの距離を求めなさい。
問3 凸レンズの焦点距離を求めなさい。


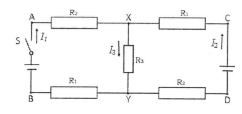

図1

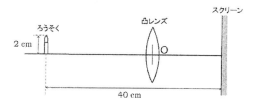

図2

4 図1のように断面積 $S$ [m²]のシリンダとピストンがあり、内部には外気圧 $P_0$ [Pa]と同じ圧力で1molの単原子分子理想気体が封入されている。気体の体積は $V_0$ [m³]である。ピストンの質量は $M$ [kg]であり、上端を固定したばねにつるされている。ばねの質量は無視できる。ばねの伸びは自然長より $a$ [m]となっており、ピストンの質量とつり合った状態にある。ピストンはシリンダ内を滑らかに移動することができ、外部との熱の出入りはシリンダ底部からのみ行われるものとする。重力加速度を $g$ [m/s²]、気体定数を $R$ [J/(mol·K)]として以下の問に答えなさい。

問1 ばね定数 $k$ [N/m]を求めなさい。

問2 外部から熱量 $Q$ [J]を加えるとピストンが $b$ [m]だけ上昇した(ただし $b<a$)。このときの気体の圧力 $P$ [Pa]、体積 $V$ [m³]および温度 $T$ [K]を求めなさい。

問3 気体が外部に対して行った仕事 $W$ [J]を求めなさい。ただし、以後の設問においては、ばね定数として $k$ [N/m]を用いてよい。

問4 気体の内部エネルギー変化 $\Delta U$ [J]を求めなさい。

問5 外部から加えられた熱量 $Q$ [J]を求めなさい。

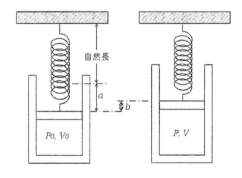

図1

福岡歯科大学　29年度　(14)

# 化　学

## 問　題

A　日　程

29年度

以下の点に留意し答えなさい。

原子量は H=1.0、C=12、N=14、O=16、Na=23、S=32、Ca=40、Cu=64 とする。また文中のL
はリットルを示し、標準状態での気体 1 mol の体積は 22.4 L とする。なお解答は有効数字 3 桁
で答えなさい。

$\boxed{1}$　下記の問に答えなさい。

(1)　次の(a)〜(e)の物質を純物質と混合物に分類し、記号で答えなさい。
　　(a)　海　水　　　　(b)　空　気　　　　(c)　ドライアイス
　　(d)　希塩酸　　　　(e)　ダイヤモンド

(2)　次の(f)〜(j)の物質の式量、または分子量を答えなさい。
　　(f)　$H_2O$　　　　(g)　$CH_3COONH_4$　　　(h)　$Ca(OH)_2$
　　(i)　$(NH_4)_2SO_4$　　(j)　$Ca(HCO_3)_2$

(3)　原子量 160 の元素Mから生じた酸化物を分析したところ、Mが重量比で 80.0％含まれ
　　ていることがわかった。元素記号Mを用いてこの酸化物の組成式を答えなさい。

(4)　標準状態で、ある気体 8.96 L の質量は 15.5 g であった。この気体の分子量を答えなさ
　　い。

(5)　2 価の水酸化物塩（塩基性塩）1.257 g を含んだ水溶液の中和滴定を行った。完全に中
　　和するのに必要な 0.200 mol/L の塩酸の体積は 100 mL であった。この水酸化物塩の
　　式量を答えなさい。

## 2  以下の文章を読み、下記の問に答えなさい。

硫酸銅（II）水溶液に、水酸化ナトリウム水溶液、または、少量のアンモニア水を加えると、①青白色沈殿を生じる。この沈殿に、アンモニア水を過剰に加えると、②深青色の水溶液となる。下線①の沈殿を加熱すると、脱水して③黒色物質を生じる。また、硫酸銅（II）水溶液に、硫化水素を通じると④黒色沈殿を生じる。

陽極に粗銅板を、陰極に純銅板を用いて硫酸銅（II）水溶液を電気分解すると、陽極の銅が（ ア ）されて銅（II）イオンとなり、水溶液中に溶け出す。一方、陰極では水溶液中の銅（II）イオンが（ イ ）されて銅となって析出する。このように電気分解を利用して金属の純度を高める操作を（ ウ ）という。

（1）　下線①の青白色沈殿は何か答えなさい。

（2）　下線②の深青色を示すイオン名を答えなさい。

（3）　下線③の黒色物質は何か答えなさい。

（4）　下線①の沈殿 39.2 g から生じる下線③の物質量、および、質量を答えなさい。ただし、反応は完全に進んだものとする。

（5）　下線④の物質についての文章で正しいものを(a)～(d)のうちから１つ選び、記号で答えなさい。

　　　(a) 水の検出に用いられる。
　　　(b) 分子量は $CaCO_3$ より小さい。
　　　(c) この物質の銅イオンの酸化数は+1 である。
　　　(d) 希塩酸に溶け、気体を生じる。

（6）　文章中の（ア）～（ウ）に入る適切な語句を書きなさい。

福岡歯科大学　29 年度　（16）

3　下記の問に答えなさい。

（1）次の化合物（ア）～（オ）の中で有機化合物に分類される化合物はどれか。その組み合わせを（a）～（g）のうちから1つ選んで答えなさい。

　　（ア）$C_2H_6$　　　　（イ）KCN　　　　（ウ）$CO(NH_2)_2$　　　　（エ）$CO_2$
　　（オ）$CH_3COOH$

　　（a）　全て　　　　（b）　ア、イ、ウ、オ　　　　（c）　ア、イ、エ、オ
　　（d）　ア、ウ、エ、オ　　　（e）　ア、イ、オ　　　（f）　ア、ウ、オ　　　（g）　ア、オ

（2）次に挙げる有機化合物の特徴の中で誤っているものはどれか。（h）～（n）のうちから1つ選んで答えなさい。

　　（h）　有機化合物を構成する主要元素は、炭素、水素、酸素、窒素である。
　　（i）　有機化合物を構成する炭素骨格中の炭素原子の原子価は4である。
　　（j）　有機化合物は鎖状構造だけでなく環状構造をとる。
　　（k）　炭素原子は多重結合を形成し、最大で四重結合を形成する。
　　（l）　有機化合物は無機化合物に比べて融点や沸点が低い。
　　（m）　有機化合物の多くは水に溶けにくい。
　　（n）　エタノールや酢酸は典型的な有機化合物である。

（3）次の（カ）～（コ）の示性式で表される有機化合物の下線部の官能基の名称を答えなさい。

　　（カ）$CH_3\underline{CO}CH_3$　　　（キ）$C_2H_5\underline{CHO}$　　　（ク）$C_2H_5\underline{COOH}$
　　（ケ）$C_6H_5\underline{NO_2}$　　　（コ）$CH_3\underline{COO}C_2H_5$

（4）　分子式 $C_4H_8$ を持つ有機化合物には幾何異性体が存在する。分子式から予想されるシス体、トランス体の構造式をそれぞれの解答欄に書きなさい。

（5）炭素、水素、酸素から構成される未知の有機化合物の化学組成を調べるために 20.0 mg の試料を燃焼させたところ、44.0 mg の二酸化炭素と 24.0 mg の水を生じた。この有機化合物の組成式を答えなさい。また、この有機化合物の分子量が 120 であった場合の分子式も答えなさい。

# 生 物

## 問題  A 日程

29年度

1 以下の文を読み、下記の問に答えなさい。

図1は動物の上皮細胞における細胞骨格の模式図を示す。

真核細胞の細胞質基質にはいろいろな形状や太さの繊維状構造がみられ、細胞の形の保持や運動などの働きをしている。これらの構造は細胞骨格とよばれ、タンパク質でできている。

細胞骨格は図中の（A）～（C）の3種類に大別される。（A）は直径が約7 nmの細繊維で、特に筋繊維では主要成分として発達し、（ ア ）とよばれるタンパク質とともに（ イ ）装置として機能している。中心体から伸びだしている（B）は（ ウ ）とよばれる球状のタンパク質が鎖状につながってできている。細胞分裂のときには両極の中心体間を結ぶ（ エ ）を形成する。（C）は（A）と（B）の中間の太さをもつ細胞骨格である。網目状に分布し、細胞固有の形を保持する機能をもっている。

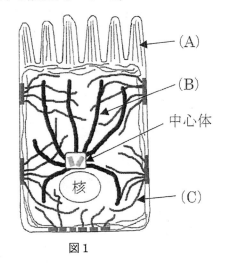

図1

問1 文中の（ ア ）～（ エ ）に適切な語句を記しなさい。

問2 図の（A）～（C）に適切な細胞骨格の名称を記しなさい。

問3 図の（A）は球状のタンパク質に化学反応が加わって形成された繊維状の構造物である。この形成に関わる化学反応を何とよぶか。その名称を記しなさい。

問4 細胞分裂のとき、図の（B）が結合する染色体の部分を何とよぶか。その名称を記しなさい。

問5 図の（C）のうち、上皮細胞に含まれるタンパク質を何とよぶか。その名称を記しなさい。

2 酵母菌を使った次の実験について、下記の問に答えなさい。

図1のガラス容器の盲管部に空気が入らないようにして、酵母菌を加えたグルコース溶液を満たし、35℃に保つと、①気体が発生して盲管部の液面が下がった。この時、容器に（ ア ）溶液を加えると気体が消失した。また、盲管部の液を取り出してヨウ素ヨウ化カリウム溶液を加えて加熱したところ、ヨードホルムのにおいがした。このことから、取り出した溶液中に②ある物質ができていたことがわかった。

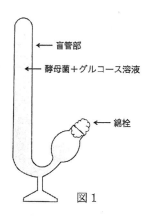
図1

問1 酵母菌についての説明で正しいものを次の(a)～(d)から１つ選び、記号で答えなさい。

(a) 細菌の仲間なのでミトコンドリアがなく、好気呼吸のみを行う。
(b) 原核生物なのでミトコンドリアがなく、嫌気呼吸のみを行う。
(c) 真核生物なのでミトコンドリアをもち、好気呼吸のみを行う。
(d) カビの仲間でミトコンドリアをもち、好気呼吸と嫌気呼吸の両方を行う。

問2 下線部①の気体の名称を記しなさい。

問3 文中の（ ア ）の物質として適切なものを次の(a)～(d)から１つ選び、記号で答えなさい。

(a) 塩化ナトリウム
(b) 塩化カルシウム
(c) 水酸化ナトリウム
(d) 炭酸カルシウム

問4 下線部②の物質の名称を記しなさい。

問5 グルコース溶液を利用して下線部①と②ができる反応の名称を記しなさい。また、その反応式を記しなさい。

福岡歯科大学　29 年度　（19）

3　以下の文を読み、下記の問に答えなさい。

　鎌状赤血球症は、（　ア　）大陸に多く見られる病気で、赤血球内のタンパク質である（　イ　）のβ鎖を構成する 6 番目の（　ウ　）が突然変異によってグルタミン酸からバリンに変化しているために起こる遺伝病である。正常なヒトのこの部分の DNA の塩基配列はＣＴＣであるが、鎌状赤血球症のヒトでは一つの塩基が変化を起こしている。mRNA の遺伝子暗号表では、バリンを指定するコドンは、ＧＵＵ、ＧＵＣ、ＧＵＡ、ＧＵＧである。

問 1　文中の（　ア　）～（　ウ　）に適切な語句を記しなさい。

問 2　文中のグルタミン酸を指定している mRNA のコドンを記しなさい。

問 3　mRNA のコドンは全部で何通りあるか記しなさい。

問 4　下線部のような変化を何とよぶか。その名称を記しなさい。

問 5　鎌状赤血球症のヒトでは、正常な塩基配列ＣＴＣがどのように変化しているか記しなさい。

問 6　鎌状赤血球症についての説明で誤っているものを次の(a)～(d)から 1 つ選び、記号で答えなさい。

(a)　赤血球の膜が破れて貧血を引き起こす。
(b)　血液中の酸素が不足すると赤血球が鎌状に変形する。
(c)　β鎖の遺伝子の両方が突然変異を起こした場合、重症な貧血症となる。
(d)　β鎖の片方の遺伝子のみが突然変異を起こした場合、マラリアに対して感染しやすくなる。

4 視覚について、下記の設問（1）、（2）に答えなさい。

（1）図1はヒトの右眼の水平断面の模式図である。破線は視軸を示し、A点は視軸の中心を示す。これについて次の問に答えなさい。

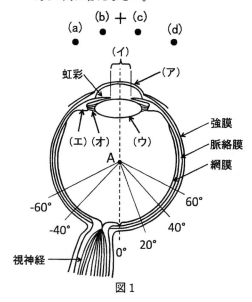

図1

問1 次の文は模式図の(ア)、(イ)、(ウ)、(エ)、(オ)のはたらきを述べたものである。それぞれの名称を記しなさい。また、文中の［　カ　］に適切な語句を記しなさい。

　　目に入った光は（ア）を通過し（イ）を通った後、（ウ）で屈折して視細胞が並ぶ網膜の上に像を結ぶ。近くの物を見るときは、（エ）が収縮して（オ）が緩み（ウ）の厚さが増す。反対に遠くの物を見るときは（エ）が弛緩するため（ウ）の厚さが薄くなる。このように（ウ）の厚さを変えて網膜に鮮明な像が映るように調節されることを［　カ　］という。

問2 左眼を閉じて、右眼で＋印を見つめた。この時、視野から消える●印は(a)、(b)、(c)、(d)のどれか。記号を記しなさい。

問3 明るい光を見ると（イ）の幅がせまくなった。この理由で正しいのはどれか。次の(a)～(d)から1つ選び、記号を記しなさい。

(a) 交感神経が興奮して虹彩の筋肉が収縮した。
(b) 交感神経が興奮して虹彩の筋肉が弛緩した。
(c) 副交感神経が興奮して虹彩の筋肉が収縮した。
(d) 副交感神経が興奮して虹彩の筋肉が弛緩した。

（２）図２は網膜に分布する２種類の視細胞ＸとＹの密度を示す。網膜の位置は視軸の中心Ａ点からみた角度（図１を参照）で表している。これについて次の問に答えなさい。

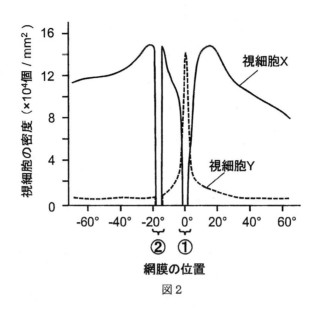

図２

問１　視細胞ＸとＹの名称をそれぞれ記しなさい。

問２　①と②で示す部分をそれぞれ何とよぶか。その名称を記しなさい。

問３　網膜の性質について正しい文はどれか。次の(a)～(d)から１つ選び、記号を記しなさい。

(a)　①の部分は視細胞Ｘがないため周辺部に比べて視力が低い。
(b)　①の部分は視細胞Ｙが多いため暗所での視力が周辺部に比べて高い。
(c)　②の部分は視細胞がないためここに結ばれた像は見ることができない。
(d)　②の部分は視細胞がないが、視神経が密集しているため周辺部に比べて視力が高い。

# 英　語

## 解答

### 29年度

**A 日程**

## 1

**〔解答〕**

1. (エ)
2. 全訳下線部参照
3. it is quite difficult to convert carbon dioxide into
4. 二酸化炭素をより容易に反応させる特定の合成物
5. (イ)
6. ⑦ (エ)　⑧ (ア)　⑨ (ウ)

**〔出題者が求めたポイント〕**

1. 選択肢訳
   - (ア) 危険すぎて得られないある化学物質
   - (イ) 妥協できないある物
   - (ウ) 将来の実験のために新たに発見された生物
   - (エ) ある問題の原因と見なされる物
2. ② 分詞構文に注意する
   - ⑥ セミコロンがここでは対比を表しているので「一方」と訳出するとよい
3. it is quite difficult to ～は、単純な仮主語構文。convert A into B「A を B に変換する」
4. 下線部④の後ろのダッシュ以降を訳出する
5. 選択肢訳
   - (ア) 険しい坂を迂回して
   - (イ) 逆境に立ち向かって
   - (ウ) 突然の厄介な状況下で
   - (エ) とても簡単に
6. 全訳下線部参照

**〔全訳〕**

世界中の科学者と政策立案者は、気候変化の増加率と闘いながら、主要な①犯人 ― 二酸化炭素 ― に注目してきた。

②二酸化炭素は、発電所や車のエンジンで化石燃料を燃やすことで生み出され、大気の中に蓄積し続け、この惑星を暖めている。しかし、木や他の植物が大気からゆっくりと二酸化炭素を吸収し、エネルギーを貯蔵する糖へと変換している。

米国エネルギー省アルゴンヌ研究所とシカゴのイリノイ大学による新研究の中で研究者たちは、日光を用いて二酸化炭素を利用可能なエネルギー源に変換する類似の方法を発見した。

二酸化炭素を分離する主な難問のひとつは、それが比較的化学的に反応しにくい、ということだ。「それだけでは、③二酸化炭素を何か他のものに変換するのはきわめて難しい」と、研究の執筆者であるアルゴンヌの化学者 Larry Curtiss は語った。

二酸化炭素を利用可能な燃料でありうる何かにするために、Curtiss と彼の同僚は、④触媒 ― 二酸化炭素をより容易に反応させる特定の化合物 ― を発見する必要があった。大気中の二酸化炭素を糖に変換する際、植物は酵素と呼ばれる有機触媒を使用するが、研究者たち

は、表面積を最大にし、よく反応するように、ナノサイズの薄片にした金属化合物を用いた。

植物は糖を作るために自分の触媒を使うが、アルゴンヌの研究者たちは、二酸化炭素を一酸化炭素にするために彼らの触媒を使った。一酸化炭素もまた温室ガスではあるが、二酸化炭素よりもより反応しやすく、科学者たちはすでに、一酸化炭素をメタノールのような利用可能な燃料に変換する方法を持っている。「一酸化炭素から燃料を作ることは、エネルギー的には『下り坂』を行くことを意味する」。一方、二酸化炭素から直接作ろうとすることは、『⑤上り坂』を意味する」と、研究のもう一人の著者、アルゴンヌの物理学者 Peter Zapol は言った。

二酸化炭素を一酸化炭素に変える反応は、自然界に見られるいかなるものとも異なるが、それは光合成と同じ基本的なインプットを必要とする。「⑥光合成において、木々は自分の燃料を作るために、光からのエネルギー、水、そして二酸化炭素を必要とする。一方我々の実験では、材料は同じだが産物が異なるのだ」と Curtiss は語った。反応のための機構が自然に十分似ていたので、研究チームは、3段階の全反応経路を完結できる「人工葉」を作ることができた。第1段階で、①流入する光子が一対の負電荷電子と対応する正電荷の「穴」に変換され、互いに分離される。第2段階で、②この穴は水の分子と反応し、陽子と酸素分子を作る。最後に、③陽子、電子、そして二酸化炭素がすべて一緒に反応し、一酸化炭素と水を作る。

## 2

**〔解答〕**

①(エ)　②(イ)　③(ウ)　④(ア)　⑤(オ)

**〔全訳〕**

ミルキーウエイ（天の川）は、我々の銀河系を構成する巨大な星とチリとガスの帯である。中には何十億もの星が含まれる。我々の太陽と太陽系は、その中のほんのひとつのものだ。ミルキーウエイは我々の宇宙を構成する何十億もの星雲のほんのひとつにすぎない。ミルキーウエイの直径は約10万光年であり、宇宙そのものと同じくらいの年齢である。その名はおそらく、我々が銀河系を見る見方 ― こぼれたミルクのように見える白いぼやけた帯 ― を語っている。

ミルキーウエイは、中央の膨らんだ部分から6本螺旋の腕が出ている薄い円盤状をしている。この膨らんだ部分は、巨大な星、ガス、チリの集団、そして強い磁場から成る。銀河系全体はこの中心部の星の集団の周りを回転している。常に新しい星が螺旋の腕の周辺で生まれている。我々の銀河系の星のほとんどは、我々の太陽よりもはるかに小さい冷たい星、赤色矮星である。

銀河系は周辺に向かって薄くなる。ミルキーウエイの中心はブラックホール ― あまりにも強い重力を持つので、光さえも脱出できない不可視の物体 ― から成る。

銀河系は、宇宙へと何十万光年分も伸びる、古い星とガスから成る巨大な銀河ハローに取り囲まれている。

　我々の太陽系は、螺旋の腕のひとつの内縁に位置しており、中心からは約3万光年のところにある。太陽系は銀河系を約2億4千万年ごとに一周する軌道を持つ。

## 3

〔解答〕

1. (ア)　2. (エ)　3. (イ)　4. (ウ)　5. (イ)

〔出題者が求めたポイント〕

1. (ア)　〜を無視した
   (イ)　〜を称賛した
   (ウ)　〜を危険にさらした
   (エ)　〜を禁じた
2. (ア)　〜に巻き込まれた
   (イ)　〜を断言した
   (ウ)　崩壊した
   (エ)　〜を継いだ
3. (ア)　receive は他動詞
   (イ)　〜を引き出した
   (ウ)　consider は他動詞
   (エ)　〜に期待した
4. (ア)　〜を妨げた
   (イ)　〜を廃止した
   (ウ)　〜を指名した
   (エ)　〜を制止した
5. (ア)　〜の届く範囲に
   (イ)　〜に関して
   (ウ)　〜に精通している
   (エ)　〜のとき体調が悪い

〔全訳〕

1. 議長はそのテーマに関する彼の見解に注意を払わなかった。なぜなら、それは実現可能でないからだ。
2. ジョンは父の引退後、父の会社を継いだ。
3. 私は会社のために、何とか前向きな反応を引き出すことができた。
4. メアリーは外出しているしばらくの間、赤ん坊見るよう自分の娘を指名した。
5. 私は、あなたの最後の発言に関していくつか質問があります。

## 4

〔解答〕

1. (ウ)　2. (エ)　3. (ア)　4. (エ)　5. (イ)

〔出題者が求めたポイント〕

1. make a fuss over 〜「〜に大騒ぎする」
2. know better than to V「〜するほどバカじゃない」
3. make a habit of Ving「習慣的に〜している」
4. not so much A as B「A というよりはむしろ B」
5. be ashamed of 〜「〜を恥じている」

# 数　学

## 解答

### 29年度

#### A日程

### ❶

〔解答〕

問1. 8　　問2. 16　　問3. $\dfrac{7}{2}$　　問4. $\dfrac{13}{2}$

問5. 4

〔出題者が求めたポイント〕

対数関数

問1, 問2　$\log_2 M = r \Longleftrightarrow M = 2^r$

問3. $(x+y)^2 = (x-y)^2 + 4xy$

問4. $x^3 + y^3 = (x+y)^3 - 3xy(x+y)$

問5. $2^n \leqq x < 2^{n+1}$　のとき，$\log_2 x = n + a$

〔解答のプロセス〕

問1. $\log_2(x-y) = 3$　より　$x - y = 2^3$

$\qquad x - y = 8$

問2. $\log_2 xy = 4$　より　$xy = 2^4$

$\qquad xy = 16$

問3. $(x+y)^2 = (x-y)^2 + 4xy = 8^2 + 4 \cdot 16 = 128$

$\qquad \log_2(x+y)^2 = \log_2 128 = 7$　より

$\qquad 2\log_2(x+y) = 7$

$\qquad$ 従って，$\log_2(x+y) = \dfrac{7}{2}$

問4. $x^3 + y^3 = (x+y)^3 - 3xy(x+y)$

$\qquad\qquad = (x+y)\{(x+y)^2 - 3xy\}$

$\qquad\qquad = (x+y)(128 - 48) = 80(x+y)$

$\qquad \log_2 \dfrac{x^3+y^3}{10} = \log_2 \dfrac{80(x+y)}{10} = \log_2 8 + \log_2(x+y)$

$\qquad\qquad\qquad = 3 + \dfrac{7}{2} = \dfrac{13}{2}$

問5. $y = x - 8$　より　$x(x-8) = 16$

$\qquad x^2 - 8x - 16 = 0$　より　$x = 4 \pm 4\sqrt{2}$

$\qquad x > 0$　より　$x = 4 + \sqrt{32}$　$(5 < \sqrt{32} < 6)$

$\qquad 2^3 < 4 + 5 < x < 4 + 6 < 2^4$

$\qquad$ よって，$3 < \log_2 x < 4$　より　$\log_2 x = 3 + a$

$\qquad \log_2 y = 4 - \log_2 x = 4 - (3+a) = 1 - a$

$\qquad 4a + 4\log_2 y = 4a + 4(1-a) = 4$

### ❷

〔解答〕

問1. $y = \sqrt{3}\,x - 6$　　問2. $x^2 + y^2 = 36$

問3. $\dfrac{9}{2}\sqrt{3}$　　問4. $12\pi + 9\sqrt{3}$

〔出題者が求めたポイント〕

微分積分

問1. $y = f(x)$ の上の $(a, f(a))$ における接線の方程式は，

$\qquad y = f'(a)(x-a) + f(a)$

問2. 中心が原点 O なので，半径 $r$ を求める。円上の点が $(a, b)$ のとき，$r^2 = a^2 + b^2$　で求める。

$\qquad x^2 + y^2 = r^2$

問3. $\displaystyle\int_0^{3\sqrt{3}} (C_1 \text{の} y - L \text{の} y) dx$

問4. 円と $y$ 軸の正の部分の交点を B，接線 L と $y$ 軸との交点をを D とする。

（扇形の OAB ＋ △ODA の面積 − 問3の面積）× 2

〔解答のプロセス〕

問1. $y' = \dfrac{2}{6} x = \dfrac{1}{3} x$

$\qquad y = \dfrac{1}{3} 3\sqrt{3}(x - 3\sqrt{3}) + 3 = \sqrt{3}\,x - 6$

問2. $r^2 = (3\sqrt{3})^2 + 3^2 = 27 + 9 = 36$

$\qquad x^2 + y^2 = 36$

問3. $\displaystyle\int_0^{3\sqrt{3}} \left(\dfrac{1}{6} x^2 - \dfrac{3}{2} - \sqrt{3}\,x + 6\right) dx$

$\qquad = \displaystyle\int_0^{3\sqrt{3}} \left(\dfrac{1}{6} x^2 - \sqrt{3}\,x + \dfrac{9}{2}\right) dx$

$\qquad = \left[\dfrac{1}{18} x^3 - \dfrac{\sqrt{3}}{2} x^2 + \dfrac{9}{2} x\right]_0^{3\sqrt{3}}$

$\qquad = \dfrac{81}{18}\sqrt{3} - \dfrac{27}{2}\sqrt{3} + \dfrac{27}{2}\sqrt{3} = \dfrac{9}{2}\sqrt{3}$

問4. 円と $y$ 軸の正の部分の交点を B，接線 L と $y$ 軸との交点を D とする。D$(0, -6)$

放物線 $C_1$，円 $C_2$ はともに $y$ 軸に対称なので，$x$ の正の部分の面積を求めて2倍する。

直線 OA と $x$ 軸の正の部分となす角を $\theta$ とすると，

$\tan\theta = \dfrac{3}{3\sqrt{3}} = \dfrac{1}{\sqrt{3}}$，$\theta = \dfrac{\pi}{6}$

扇形 OAB の面積は，

$6^2\pi \dfrac{\dfrac{\pi}{2} - \dfrac{\pi}{6}}{2\pi} = 36\pi \dfrac{\pi}{6\pi} = 6\pi$

△OAD の面積

$\dfrac{1}{2}\{0 - (-6)\} 3\sqrt{3} = 9\sqrt{3}$

従って，求める面積は，

$2\left\{6\pi + 9\sqrt{3} - \dfrac{9}{2}\sqrt{3}\right\} = 12\pi + 9\sqrt{3}$

### ❸

〔解答〕

問1. 7　　問2. $(2, 1), (5, 6), (8, 11)$

問3. $b = 5k - 4$

問4. $g(x) = x^2 + (-2k+3)x + 4k - 2$

問5. $(23, 36)$

〔出題者が求めたポイント〕

式の計算，整数

問1. $f(-2) = 0$

問2. $5a = (b \text{の式})$ と変形する。$(b \text{の式})$ が5の倍数と

なる $b$ の値を代入する。

問3．$a = 3k - 1$ を問1の答えに代入する。

問4．$f(x)$ を $x + 2$ で割る。

問5．D を計算する。$(D =) p^2 - n = q^2$ とすると，$p^2 - q^2 = n$ で $n$ が偶数なので，$p$ と $q$ の差が1とはならないので $(p + 2)^2 > q^2$ となるところぐらいまで調べる。

〔解答のプロセス〕

問1．$f(-2) = -8 + 4(a - b + 2) - 8 + a + b + 1$
$$= 5a - 3b - 7$$
$5a - 3b - 7 = 0$　より　$5a - 3b = 7$

問2．$5a = 3b + 7$　（下の表で×は分数となる。）

| $a$ | 1 | 2 | 3 | 4 | 5 | 6 | 7 | 8 | 9 | 10 | 11 | 12 |
|---|---|---|---|---|---|---|---|---|---|---|---|---|
| $b$ | × | 1 | × | × | 6 | × | × | 11 | × | × | 16 | × |
| $a+b$ | | 3 | | | 11 | | | 19 | | | 27 | |

従って，$(2, 1)$，$(5, 6)$，$(8, 11)$

問3．$15k - 5 = 3b + 7$　より　$b = 5k - 4$

問4．$a - b + 2 = 3k - 1 - 5k + 4 + 2 = -2k + 5$
$a + b + 1 = 3k - 1 + 5k - 4 + 1 = 8k - 4$

$$
\begin{array}{r}
x^2 + (-2k+3)x + 4k - 2 \\
x+2 \overline{\smash{\big)}\ x^3 + (-2k+5)x^2 + \quad\quad 4x + 8k - 4} \\
\underline{x^3 + \quad\quad 2x^2} \\
(-2k+3)x^2 + \quad\quad 4x \\
\underline{(-2k+3)x^2 + (-4k+6)x +} \\
(4k-2)x + 8k - 4 \\
\underline{(4k-2)x + 8k - 4} \\
0
\end{array}
$$

$g(x) = x^2 + (-2k + 3)x + 4k - 2$

問5．$a$, $b$ が正の整数より，$3k - 1 > 0$, $5k - 4 > 0$

よって，$k > \dfrac{4}{5}$

$D = (-2k + 3)^2 - 4(4k - 2) = 4k^2 - 28k + 17$
$$= (2k - 7)^2 - 32$$
この値を $p^2$ とする。
$(2k - 7)^2 - 32 = p^2$　より　$(2k - 7)^2 - p^2 = 32$
$p$ は整数ではないといけない。$2k - 7 > \sqrt{32}$
10 以上は $2k - 7$ と $p$ の差が2以下となるので，$(p + 1)^2 - p^2 = 2p + 1$ で奇数となり 32 となることはない。（下表で×は整数とならない。）

| $2k-7$ | 6 | 7 | 8 | 9 | 10 |
|---|---|---|---|---|---|
| $(2k-7)^2$ | 36 | 49 | 64 | 81 | 100 |
| $p^2$ | 4 | 17 | 32 | 49 | 68 |
| $p$ | 2 | × | × | 7 | × |

$2k - 7 = 6$ のとき，$k = \dfrac{13}{2}$ で $a, b$ は整数とならない。

$2k - 7 = 9$ のとき，$k = 8$, $a = 23$, $b = 36$
$g(x) = x^2 - 13x + 30 = (x - 3)(x - 10)$

**4**

〔解答〕

問1．$3\sqrt{3}$　　問2．$-6$

問3．$\overrightarrow{\text{AP}} = \dfrac{3}{8}\overrightarrow{\text{AB}} + \overrightarrow{\text{AD}}$　　問4．$\dfrac{15}{37}$

問5．$\dfrac{135}{296}\sqrt{3}$

〔出題者が求めたポイント〕

平面ベクトル，三角比

問1．$\triangle \text{ABD}$ の面積，$\dfrac{1}{2}\text{AB} \cdot \text{AD}\sin\angle\text{BAD}$

問2．$\overrightarrow{\text{AB}} \cdot \overrightarrow{\text{AD}} = |\overrightarrow{\text{AB}}||\overrightarrow{\text{AD}}|\cos\angle\text{BAD}$

問3．$\text{DP} = \text{AD}\cos\angle\text{PDA}$

$\overrightarrow{\text{AP}} = \overrightarrow{\text{AD}} + \dfrac{\text{DP}}{\text{DC}}\overrightarrow{\text{AB}}$　$(\overrightarrow{\text{DC}} = \overrightarrow{\text{AB}})$

問4．$\text{DB}^2 = \text{AD}^2 + \text{AB}^2 - 2\text{AB} \cdot \text{AD}\cos\angle\text{BAD}$

$\dfrac{1}{2}\text{AQ} \cdot \text{DB} = \triangle\text{ABD}$ の面積

$\text{DQ}^2 = \text{AD}^2 - \text{AQ}^2$

問5．$\triangle\text{DQC}$ の面積 $= \dfrac{\text{DQ}}{\text{DB}}\triangle\text{DBC}$ の面積

$\triangle\text{DPQ}$ の面積 $= \dfrac{\text{DP}}{\text{DC}}\triangle\text{DQC}$ の面積

〔解答のプロセス〕

問1．$\dfrac{1}{2}\, 4 \cdot 3\sin 120° = 3\sqrt{3}$

問2．$\overrightarrow{\text{AB}} \cdot \overrightarrow{\text{AD}} = 4 \cdot 3\cos 120° = -6$

問3．$\angle\text{ADP} = 180° - 120° = 60°$

$\text{DP} = 3\cos 60° = \dfrac{3}{2}$

$\overrightarrow{\text{AP}} = \overrightarrow{\text{AD}} + \dfrac{3}{2}\,\dfrac{1}{4}\overrightarrow{\text{AB}} = \dfrac{3}{8}\overrightarrow{\text{AB}} + \overrightarrow{\text{AD}}$

問4．$\text{DB}^2 = 3^2 + 4^2 - 2 \cdot 3 \cdot 4\cos 120° = 37$
$\text{DB} = \sqrt{37}$

$\dfrac{1}{2}\sqrt{37}\,\text{AQ} = 3\sqrt{3}$　より　$\text{AQ} = \dfrac{6\sqrt{3}}{\sqrt{37}}$

$\text{DQ}^2 = 3^2 - \dfrac{108}{37} = \dfrac{225}{37}$,　$\text{DQ} = \dfrac{15}{\sqrt{37}}$

$\dfrac{\text{DQ}}{\text{DB}} = \dfrac{15}{\sqrt{37}}\,\dfrac{1}{\sqrt{37}} = \dfrac{15}{37}$,　$\overrightarrow{\text{DQ}} = \dfrac{15}{37}\overrightarrow{\text{DB}}$

問5．$\triangle\text{BDC}$ の面積 $= \triangle\text{ABD}$ の面積

$\triangle\text{QDC}$ の面積 $= \dfrac{15}{37} \cdot 3\sqrt{3} = \dfrac{45}{37}\sqrt{3}$

$\triangle\text{PDQ}$ の面積 $= \dfrac{3}{8}\,\dfrac{45}{37}\sqrt{3} = \dfrac{135}{296}\sqrt{3}$

# 物　理

## 解答

29年度

**A日程**

## 1

〔解答〕

(1) 問1　$\sqrt{2gh}$ (m/s)

　問2　$V_0 = V_a + 2V_b$, $V_0 = V_b - V_a$

　問3　$\dfrac{2}{3} V_0$ (m/s)　　問4　$V_b \sqrt{\dfrac{2m}{k}}$ (m)

(2) 問1　$mg\cos\theta_1$　　問2　$mg\sin\theta_1$　　問3　$\tan\theta_1$

　問4　$g(\sin\theta_2 - \mu_1 \cos\theta_2)$

〔出題者が求めたポイント〕
エネルギー保存，運動量保存，力のつりあい，運動方程式

〔解答のプロセス〕

(1) 問1　力学的エネルギー保存則　$mgh = \dfrac{1}{2}mV_0^2$ より　$V_0 = \sqrt{2gh}$

　問2　運動量保存則より　$mV_0 = mV_a + 2mV_b$
　　　反発係数の式より　$-V_0 = V_a - V_b$

　問3　問2の連立方程式を $V_b$ について解く。

　問4　力学的エネルギー保存則　$\dfrac{1}{2} \cdot 2mV_b^2 = \dfrac{1}{2}kx^2$
　　　より　$x = V_b \sqrt{\dfrac{2m}{k}}$

(2) 問3　力のつりあい　$mg\sin\theta_1 = \mu_0 mg\cos\theta_1$ が成り立つ。

　問4　運動方程式　$ma = mg\sin\theta_2 - \mu_1 mg\cos\theta_2$ より $a$ を求める。

## 2

〔解答〕

問1　$\dfrac{V+a}{f_0}$ [m]　　問2　$\dfrac{V}{V+a} f_0$ [Hz]

問3　$\dfrac{V}{V-a} f_0$ [Hz]　　問4　$\dfrac{2aV}{V^2-a^2} f_0$

問5　$\dfrac{(V+b)V}{(V-a)(V-b)} f_0$ [Hz]

〔出題者が求めたポイント〕
ドップラー効果，反射板が動く場合

〔解答のプロセス〕

問1　$(V+a)$ [m] の中に $f$ [個] の波がある。

問2　音源が速さ $a$ で遠ざかる場合のドップラー効果。

問3　壁は速さ $a$ で近づく音源からの音を受け取る。反射によって振動数は変わらない。

問4　$f_1 - f_2 = \dfrac{V}{V-a} f_0 - \dfrac{V}{V+a} f_0 = \dfrac{2aV}{V^2-a^2} f_0$

問5　壁は $f_2$ の音を速さ $b$ で近づきながら受けとることになり，この振動数を $f_2'$ とすると，

$f_2' = \dfrac{V+b}{V} f_2 = \dfrac{V+b}{V-a} f_0$ である。次に壁は音源として $f_2'$ の音を速さ $b$ で観測者に近づきながら出すことになるので，この振動数を $f_3$ とすれば

$f_3 = \dfrac{V}{V-b} f_2' = \dfrac{(V+b)V}{(V-a)(V-b)} f_0$

## 3

〔解答〕

(1) 問1　$\dfrac{rE}{3R+r}$ [V]　　問2　$I_3 = I_1 + I_2$ [A]

　問3　$E = (3R+r)I_1 + rI_2$　　問4　$\dfrac{2rE}{3R+2r}$ [V]

(2) 問1　$\dfrac{3}{4}$ [倍]　　問2　$\dfrac{120}{7}$ [cm]

　問3　$\dfrac{480}{49}$ [cm]

〔出題者が求めたポイント〕
キルヒホッフの法則，レンズ

〔解答のプロセス〕

(1) 問1　電流が共通だから電圧は抵抗に比例する。

　問2　キルヒホッフの第1法則

　問3　キルヒホッフの第2法則より
　　$E = 2RI_1 + rI_3 - RI_1$
　　これに $I_3 = I_1 + I_2$ を代入して整理する。

　問4　XYに関して左右の回路は対称であるから対称性を利用して $I_1 = I_2$ である。この電流を $I$ とすると
　　問3の結果より $I = \dfrac{E}{3R+2r}$。$I_3 = 2I$ より
　　$V_1 = r \cdot I_3 = \dfrac{2rE}{3R+2r}$

(2)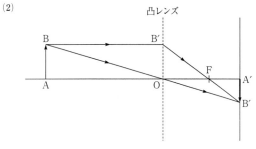

光線を描いて像を作図する。

問1　$m = \dfrac{A'B'}{AB} = \dfrac{3}{4}$

問2　△ABO と △A'B'O は相似

　∴　$OA' = 40 \times \dfrac{1.5}{2+1.5} = \dfrac{120}{7}$

問3　焦点距離 OF を求める。

$$OF = OA' \times \frac{2}{2+1.5} = \frac{480}{49}$$

## 4

〔解答〕

問1　$\dfrac{Mg}{a}$ [N/m]

問2　$P_0 + \dfrac{Mgb}{Sa}$ [Pa], $V_0 + bS$ [m³],
$\dfrac{1}{R}\left(P_0 + \dfrac{Mgb}{Sa}\right)(V_0 + bS)$ [K]

問3　$P_0 bS + \dfrac{kb^2}{2}$ [J]

問4　$\dfrac{3}{2}\left(P_0 bS + \dfrac{kbV_0}{S} + kb^2\right)$ [J]

問5　$\dfrac{1}{2}\left(5P_0 bS + \dfrac{2kbV_0}{S} + 4kb^2\right)$ [J]

〔出題者が求めたポイント〕

気体の性質，状態方程式，熱力学第1法則，力のつりあい

〔解答のプロセス〕

問1　ピストンに働く力のつりあい　$ka + P_0 S = Mg + P_0 S$ より
$$k = \frac{Mg}{a}$$

問2　気体の圧力を $P$ として，ピストンに働く力のつりあいは
$$k(a-b) + PS = Mg + P_0 S$$
$k$ の値を代入して $P$ を求める。気体の状態方程式は
$$\left(P_0 + \frac{Mgb}{Sa}\right)(V_0 + bS) = RT$$
これより $T$ を求める。

問3　$P = P_0 + \dfrac{Mgb}{Sa} = P_0 + \dfrac{k}{S}b$ である。
初めのつりあいにおけるピストンの位置を原点 O とし，上向きを正とする $x$ 軸を考えると，$P$ と $x$ のグラフは図のように表される。

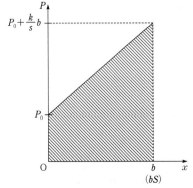

囲まれた面積が仕事を表すから
　　　($PV$)

$$W = \left(P_0 + P_0 + \frac{k}{S}b\right) \times bS \times \frac{1}{2}$$
$$= P_0 bS + \frac{kb^2}{2}$$

問4　$\Delta U = \dfrac{3}{2}nR\Delta T = \dfrac{3}{2}R(T - T_0)$　$T$ の値を代入する。

問5　熱力学第1法則より
　　　$Q = \Delta U + W$ を計算する。

# 化　学

## 解答　　29年度

### A日程

## 1

**〔解答〕**

(1)純物質：(c), (e)　　混合物：(a), (b), (d)

(2)(f) 18　(g) 77　(h) 74　(i) 132　(j) 162

(3)$M_2O_5$　(4) 38.8　(5) 126

**〔出題者が求めたポイント〕**

物質の構成，反応

**〔解答のプロセス〕**

(1)　(a)は水と塩類，(b)は窒素，酸素，アルゴンなど
(d)は水と塩化水素の混合物　(c)は化合物の$CO_2$
(e)は単体のCである。

(2)　原子量の和を求めればよい。

(3)　酸素は20.0％であるから，MとOの質量比を原子

数比に直すと　$\dfrac{80.0}{160} : \dfrac{20.0}{16} = 0.500 : 1.25 = 2 : 5$

(4)　分子量を$M$とすると

$$M\,[g/mol] \times \dfrac{8.96\,L}{22.4\,L/mol} = 15.5\,g$$

$$M = 38.75 \fallingdotseq 38.8$$

(5)　2個の$OH^-$があるから，塩1 molとHCl 2 molが
反応する。よって

$$\dfrac{1.257\,g}{x\,[g/mol]} \times 2 = 0.200\,mol/L \times \dfrac{100}{1000}\,L$$

$$x = 125.7 \fallingdotseq 126$$

## 2

**〔解答〕**

(1)水酸化銅(Ⅱ)　　(2)テトラアンミン銅(Ⅱ)イオン

(3)酸化銅(Ⅱ)　　(4) 0.400 mol，32.0 g

(5)(b)　　(6)(ア)酸化　(イ)還元　(ウ)電解精錬

**〔出題者が求めたポイント〕**

銅の化合物

**〔解答のプロセス〕**

(1)　銅(Ⅱ)イオンと水酸化物イオンの反応では，青白色
の水酸化銅(Ⅱ)が沈殿する。

$$Cu^{2+} + 2\,OH^- \longrightarrow Cu(OH)_2$$

(2)　$Cu^{2+}$は$NH_3$と錯イオンをつくるので，$Cu(OH)_2$
の沈殿に過剰の$NH_3$水を加えると沈殿は溶け，深青
色溶液となる。

$$Cu(OH)_2 + 4\,NH_3 \longrightarrow [Cu(NH_3)_4]^{2+} + 2\,OH^-$$

(3)　アルカリ金属以外の金属の水酸化物は，加熱すると
水を失わない酸化物になる。

$$Cu(OH)_2 \longrightarrow CuO(黒色) + H_2O$$

(4)　$Cu(OH)_2$（式量98）1 molからCuO（式量80）1 mol
が生じるから，CuOは

$$\dfrac{39.2\,g}{98\,g/mol} = 0.400\,mol$$

質量は　$80\,g/mol \times 0.400\,mol = 32.0\,g$

(5)　硫酸銅(Ⅱ)水溶液に硫化水素を通じると，硫化銅
(Ⅱ)が沈殿する。

$$CuSO_4 + H_2S \longrightarrow CuS(黒) + H_2SO_4$$

(a)水の検出に用いるのは無水硫酸銅(Ⅱ)$CuSO_4$

(b)正　　CuS = 96，$CaCO_3$ = 100

(c)$Cu^{2+}$の塩であり，Cuの酸化数は＋2。

(d)希硫酸には溶けない。　CuSは酸性で沈殿する硫化
物である。

(6)　電気分解で，陽極では酸化，陰極では還元が起こる。

陽極　$Cu \longrightarrow Cu^{2+} + 2\,e^-$

陰極　$Cu^{2+} + 2\,e^- \longrightarrow Cu$

## 3

**〔解答〕**

(1)(f)　　(2)(k)

(3)(カ)カルボニル基(ケトン基)　(キ)アルデヒド基
(ク)カルボキシ基　(ケ)ニトロ基　(コ)エステル結合

(4)　シス体　　　　　　　　トランス体

$$\begin{array}{c} CH_3 \quad CH_3 \\ \diagdown \; C=C \; \diagup \\ H \quad H \end{array} \qquad \begin{array}{c} CH_3 \quad H \\ \diagdown \; C=C \; \diagup \\ H \quad CH_3 \end{array}$$

(5)　組成式　$C_3H_8O$　分子式　$C_6H_{16}O_2$(存在しない)

**〔出題者が求めたポイント〕**

有機化合物の定義，特徴，官能基，分子式

**〔解答へのプロセス〕**

(1)　有機化合物は炭素を含む化合物であるが，酸化物，
炭酸塩，シアン化合物などは無機化合物としている。

(2)　(h)〜(j)，(l)〜(n)正　　(k)炭素の結合方向から$C≡C$
は生じない。炭素と炭素の結合は$C-C$，$C=C$，$C≡C$

(3)　$-CHO$中の$C=O$もカルボニル基ということがある。

(4)　分子式$C_4H_8$のアルケンには①$C=C-C-C$
②$C-C=C-C$　③$\begin{array}{c} C \\ C \end{array}\!\!\!\diagup C=C$　があり，②にはトランス

型とシス型の幾何異性体がある。

(5)　$C : 44.0\,mg \times \dfrac{12}{44} = 12.0\,mg$

$H : 24.0\,mg \times \dfrac{2.0}{18} = 2.67\,mg$

$O : 20.0\,mg - (12.0\,mg + 2.67\,mg) = 5.33\,mg$

$\dfrac{12.0}{12} : \dfrac{2.67}{1.0} : \dfrac{5.33}{16} = 1.00 : 2.67 : 0.333$

$\qquad\qquad = 3 : 8 : 1$　組成式$C_3H_8O$（式量60）

$60\,n = 120$　　$n = 2$　　分子式$C_6H_{16}O_2$

炭素6原子に結合できる水素原子は

$2 \times 6 + 2 = 14$個　なので　$C_6H_{16}O_2$ではH原子が過
多で，この式の分子は存在しない。

# 生　物

## 解答

29年度

福岡歯科大学　29年度　（29）

### A日程

### ❶
〔解答〕
問1　(ア)－ミオシン　　(イ)－収縮
　　　(ウ)－チューブリン　　(エ)－紡錘糸
問2　(A)－アクチンフィラメント　　(B)－微小管
　　　(C)－中間径フィラメント
問3　重合
問4　動原体
問5　ケラチン

〔出題者が求めたポイント〕
出題分野：細胞の構造
問1・2
　　真核生物の細胞骨格は，繊維の直径が太い順に，微小管・中間径フィラメント・アクチンフィラメントの3種類が見られる。
　　微小管は，チューブリンというタンパク質が重合した繊維であり，細胞内の中心体を中心に広がっている。また，モータータンパク質であるダイニンやキネシンと結合し，細胞内輸送の通路となる。
　　中間径フィラメントは，細胞内や核膜の近くに存在し，デスモソームやヘミデスモソーム等と結合することで，細胞や核の構造を支持しており，ケラチン繊維などからなる。
　　アクチンフィラメントはモータータンパク質であるミオシンと結合し，細胞内物質輸送に関与する。また，筋繊維においては，ミオシン分子によってATPが分解され，この時に生じるエネルギーによって，ミオシン分子がアクチン分子をたぐり寄せる。その結果，筋収縮が起こる。
問3　球状のアクチン（モノマー）が多数結合して，繊維状のアクチンフィラメント（ポリマー）となる化学反応を重合という。
問4　動原体は分裂期の染色体に形成される構造体で，微小管が付着する部位となる。
問5　問1・2の解説参照

### ❷
〔解答〕
問1　(d)
問2　二酸化炭素
問3　(c)
問4　エタノール
問5　名称：アルコール発酵
　　　式　：$C_6H_{12}O_6 \longrightarrow 2C_2H_5OH + 2CO_2$

〔出題者が求めたポイント〕
出題分野：アルコール発酵
問1　酵母菌は，子のう菌類に属する真核生物である。

また，ミトコンドリアを持ち，有酸素条件下では呼吸を行うが，酸素濃度が低下すると，アルコール発酵を行う。
問2　酵母菌は無酸素条件下において，グルコースをエタノールと二酸化炭素に分解する。したがって，発生した気体は二酸化炭素である。
問3　発生した気体が二酸化炭素であることを確かめるために水酸化ナトリウムを加える。二酸化炭素であれば，水酸化ナトリウムと反応して，炭酸ナトリウムと水を生じるため，管内の気体は消失する。反応式は以下のようになる。
　　　$2NaOH + CO_2 \longrightarrow Na_2CO_3 + H_2O$
問4　問題文より，ヨードホルム臭がしたとあるので，エタノールが発生したとわかる。
問5　グルコースをエタノールと二酸化炭素に分解する反応をアルコール発酵という。反応式にはないが，アルコール発酵では，1分子のグルコースから2分子のATPが生じる。

### ❸
〔解答〕
問1　(ア)－アフリカ　　(イ)－ヘモグロビン
　　　(ウ)－アミノ酸
問2　GAG
問3　64通り
問4　一塩基多型
問5　CAC
問6　(d)

〔出題者が求めたポイント〕
出題分野：突然変異　鎌状赤血球症
問1　鎌状赤血球症は，アフリカ地方に多く見られる遺伝病である。鎌状赤血球症に見られる赤血球の変化は，ヘモグロビン分子を構成する4つのサブユニットのうち，β鎖の6番目のアミノ酸がグルタミン酸からバリンに置き換わることで起こる。
問2　問題文より正常なヒトのDNAの塩基配列はCTCであるとあるので，この部分から転写される正常なヒトのコドンはGAGである。このうち，一つの塩基のみ変化することで生じうるバリンのコドンはGUGであると考えることができる。
問3　mRNAの塩基は4種類である。この4種類の塩基が3つ一組で一つのコドンとなるので，4×4×4通り，すなわち64通りとなる。
問4　塩基配列の変化には，塩基が置き換わる置換，塩基が失われる欠失，新たに塩基が入る挿入（付加）がある。そうした突然変異が生じた結果として，DNAの同じ領域を比べたときに見られる塩基1つの違いのことを一塩基多型（SNP，スニップ）という。
問5　問2より，バリンを指定しているmRNAのコド

ンが GUG であることがわかったので，この mRNA
と相補的な DNA の塩基配列を考えればよい。したが
って，CAC となる。
問6　鎌状赤血球症の遺伝子をホモで持つと，重篤な貧
血症になり死亡率が高くなる。一方ヘテロで持つ場合
は軽度の貧血症とはなるが，赤血球内でのマラリア原
虫の増殖に対して耐性を持つようになる。そのため，
マラリアが多いアフリカ大陸では鎌状赤血球症の遺伝
子を持つヒトが多い。

央部で最もよく感じることができるが，周辺部に比べ
て視力が低いわけではない。よって誤り。
(b)　暗所での視力が高いのは，桿体細胞である視細胞
Xが多く分布している黄斑周辺部である。よって誤り。
(d)　盲斑部分には，視細胞が存在しないため，物を見
ることができない。よって誤り。

# ４

〔解答〕

(1)
問1　(ア) 角膜　　(イ) 瞳孔　　(ウ) 水晶体
　　　(エ)毛様(体)筋　　(オ)チン小帯(毛様小帯)
　　　[カ]遠近調節
問2　(c)
問3　(c)

(2)
問1　視細胞 X：桿体細胞　　視細胞 Y：錐体細胞
問2　①　黄斑　　②　盲斑
問3　(c)

〔出題者が求めたポイント〕
出題分野：視覚器の構造と働き

(1)
問1　視覚器である眼の構造と，遠近調整に関する基本
　的な問題である。ヒトの眼における遠近調節は，毛様
　筋の収縮・弛緩と，水晶体の弾性によって，水晶体の
　厚みが変化し，焦点距離を調節する。
　　近くを見る際は，毛様(体)筋が収縮することで，毛
　様体が作る輪の径が小さくなり，チン小帯が緩む。チ
　ン小帯が緩むと，水晶体自体の弾性によって，水晶体
　が厚くなり焦点距離が短くなり近くのものにピントが
　合うようになる。
問2　(a)～(d)のうち，盲斑で認識される点を選べば良い。
　図1において，視神経繊維が網膜を貫いている所が盲
　斑であるとわかる。(a)～(d)の点から水晶体の中央を通
　るように作図すると，(c)点のみ盲斑付近で認識される
　とわかる。
問3　瞳孔の縮小は，副交感神経が興奮することで，瞳
　孔括約筋が収縮することで起こる。

(2)
問1　問2
　視軸が0°付近は黄斑となり，錐体細胞が集中して存
　在する。従って，①は黄斑であり，視細胞 Y は錐体
　細胞であるとわかる。錐体細胞に対して，桿体細胞は，
　黄斑の周辺部に多いため，視細胞 X は桿体細胞であ
　るとわかる。また，盲斑は視神経繊維が網膜を貫いて
　いる部分で，視細胞が存在しない。従って，②が盲斑
　であるとわかる。
問3　(a) 黄斑部分は，桿体細胞が存在しないが，錐体
　細胞が多く存在している。そのため，色彩は視野の中

福岡歯科大学　29年度　（31）

受　験　番　号

## 外国語（英語）Ａ日程　解答用紙

総点

1

| 1 | |
|---|---|

| 2 | ② | |
|---|---|---|
| | ⑥ | |

点

| 3 | |
|---|---|

点

| 4 | |
|---|---|

点

| 5 | |
|---|---|

点

| 6 | ⑦ | | ⑧ | | ⑨ | |
|---|---|---|---|---|---|---|

点

2

| ① | | ② | | ③ | | ④ | | ⑤ | |
|---|---|---|---|---|---|---|---|---|---|

点

3

| 1 | | 2 | | 3 | | 4 | | 5 | |
|---|---|---|---|---|---|---|---|---|---|

点

4

| 1 | | 2 | | 3 | | 4 | | 5 | |
|---|---|---|---|---|---|---|---|---|---|

点

この解答用紙は124％に拡大すると、ほぼ実物大になりま

福岡歯科大学　29 年度　(32)

# 解答用紙（A日程　数学）
## (1 - 1)

| 受験番号 | 番 |
|---|---|

| 総点 | |
|---|---|

**1**

| 問1 | | 問2 | | 問3 | |
|---|---|---|---|---|---|
| 問4 | | | 問5 | | |

**2**

| 問1 | |
|---|---|
| 問2 | |
| 問3 | | 問4 | |

**3**

| 問1 | | 問2 | |
|---|---|---|---|
| 問3 | | 問4 | |
| 問5 | | |

**4**

| 問1 | | 問2 | |
|---|---|---|---|
| 問3 | | |
| 問4 | | 問5 | |

この解答用紙は 124％に拡大すると、ほぼ実物大になります。

福岡歯科大学　29年度　（33）

## A日程　解 答 用 紙
「物理基礎・物理」

| 受験番号 | 番 |
|---|---|
|  |  |

(2−1)

| 総点 |  |
|---|---|

## 1

| (1) | 問1 |  |  |  |
|---|---|---|---|---|
|  | 問2 |  |  |  |
|  | 問3 |  | 問4 |  |
| (2) | 問1 |  | 問2 |  |
|  | 問3 |  | 問4 |  |

## 2

| 問1 |  | 問2 |  | 問3 |  |
|---|---|---|---|---|---|
| 問4 |  | 問5 |  |  |  |

この解答用紙は 124％に拡大すると、ほぼ実物大になりま

福岡歯科大学 29 年度 （34）

# A日程 解答用紙
## 「物理基礎・物理」

| 受験番号 | 番 |
|---|---|

**(2－2)**

### 3

| | 問1 | | 問2 | |
|---|---|---|---|---|
| (1) | | | | |
| | 問3 | | 問4 | |
| | 問1 | | 問2 | |
| (2) | | | | |
| | 問3 | | | |

### 4

| 問1 | | | |
|---|---|---|---|
| 問2 | P | V | T |
| | | | |
| 問3 | | 問4 | |
| 問5 | | | |

この解答用紙は124％に拡大すると、ほぼ実物大になります。

福岡歯科大学 29年度 （35）

## A日程 解 答 用 紙
「化学基礎・化学」

| 受験番号 | 番 |
|---|---|
| | |

（3－1）

| 総点 | |
|---|---|
| | |

**1**

| (1) | 純物質 | |
|---|---|---|
| | 混合物 | |

| (2) | (f) | | (g) | |
|---|---|---|---|---|
| | (h) | | (i) | |
| | (j) | | | |

| (3) | |
|---|---|

| (4) | |
|---|---|

| (5) | |
|---|---|

この解答用紙は 124％に拡大すると、ほぼ実物大になりま

福岡歯科大学　29年度　（36）

A日程　解 答 用 紙
「化学基礎・化学」

| 受験番号 | | 番 |
|---|---|---|

(3−2)

**2**

| (1) | | (2) | |
|---|---|---|---|
| (3) | | | |

| (4) | 物質量 | | 質量 | |
|---|---|---|---|---|
| | | mol | | g |

| (5) | | | |
|---|---|---|---|

| (6) | (ア) | (イ) | (ウ) |
|---|---|---|---|
| | | | |

この解答用紙は 124% に拡大すると、ほぼ実物大になります。

福岡歯科大学 29 年度 （37）

## A日程 解答用紙
## 「化学基礎・化学」

| 受験番号 | 番 |
|---|---|

（3－3）

| 3 | (1) | | | (2) | |
|---|---|---|---|---|---|
| | (3) | (カ) | | (キ) | |
| | | (ク) | | (ケ) | |
| | | (コ) | | | |

| | | シス体 | トランス体 |
|---|---|---|---|
| (4) | 構造式 | | |

| (5) | 組成式 | |
|---|---|---|
| | 分子式 | |

この解答用紙は 124％に拡大すると、ほぼ実物大になりま

福岡歯科大学 29年度 (38)

## A日程 解 答 用 紙
## 「生物基礎・生物」

| 受験番号 | | 番 |
|---|---|---|

(3-1)

| 総点 | |
|---|---|

1

| 問1 | (ア) | | (イ) | |
|---|---|---|---|---|
| | | | | |
| | (ウ) | | (エ) | |
| | | | | |

| 問2 | (A) | |
|---|---|---|
| | (B) | |
| | (C) | |

| 問3 | |
|---|---|
| 問4 | |
| 問5 | |

この解答用紙は124%に拡大すると、ほぼ実物大になります。

福岡歯科大学　29 年度　(39)

## A日程　解 答 用 紙
## 「生物基礎・生物」

| 受験番号 | | 番 |
|---|---|---|

(3-2)

**2**

| 問1 | |
|---|---|
| 問2 | |
| 問3 | |
| 問4 | |
| 問5 | 反応の名称：<br>反応式： |

**3**

| | (ア) | (イ) | (ウ) |
|---|---|---|---|
| 問1 | | | |
| 問2 | | | |
| 問3 | | | |
| 問4 | | | |
| 問5 | | | |
| 問6 | | | |

この解答用紙は 124%に拡大すると、ほぼ実物大になりま

# A日程 解答用紙「生物基礎・生物」

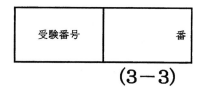

(3-3)

4

(1)
| 問1 | (ア) | (イ) |
|---|---|---|
|  | (ウ) | (エ) |
|  | (オ) | [ カ ] |

| 問2 | |
| 問3 | |

(2)
| 問1 | 視細胞X | 視細胞Y |
|---|---|---|
| 問2 | ① | ② |
| 問3 | | |

# 平成28年度

# 問　題　と　解　答

平成28年度

# 英 語

## 問題

### A 日程

28年度

1 次の文章を読んで、各問に答えなさい。

El Niño is a climate cycle in the Pacific Ocean with a global impact ① weather patterns. The cycle begins when warm water in the western tropical Pacific Ocean shifts eastward along the equator toward the coast of South America. Normally, this warm water pools near Indonesia and the Philippines. During an El Niño, the Pacific's warmest surface waters sit offshore of northwestern South America.

Forecasters declare an official El Niño when they see both ocean temperatures and rainfall from storms change direction suddenly to the east. ② Experts also look for prevailing trade winds to weaken and even reverse direction during the El Niño climate phenomenon. These changes set up a *feedback loop between the ③ atmosphere and the ocean that boosts El Niño conditions. The El Niño forecast for 2015 is expected to be one of the strongest on record, according to Mike Halpert, the deputy director of the Climate Prediction Center, part of the National Oceanic and Atmospheric Administration.

"We don't want to see just the warming in the ocean. We want to see the atmosphere above the ocean respond ④ the changes," said Michelle L'Heureux, a climate scientist and lead for the El Niño forecasting team at the Climate Prediction Center.

⑤ The location of tropical storms shifts eastward during an El Niño because atmospheric moisture is fuel for thunderstorms, and the greatest amount of evaporation takes place above the ocean's warmest water.

Scientists do not yet understand ⑥ detail what triggers an El Niño cycle. Not all El Niños are the same, nor do the atmosphere and ocean always follow the same patterns from one El Niño to another.

"There isn't one big cause, which is one of ⑦ predict / the / why / this / we / reasons / thing / can't perfectly," L'Heureux said. "There is some predictability in the common features that arise with El Nino, which is why we can make forecasts of it. But it won't be exactly the same every time."

To forecast an El Niño, scientists monitor temperatures in the upper 656 feet (200 meters) of the ocean. They are watching for the ⑧ tell-tale temperature shift from the western Pacific to the eastern Pacific. For example, in spring 2014, a very strong warm water swell called a "Kelvin wave" crossed the Pacific, leading some forecasters to predict a powerful El Niño ⑨ winter 2014. However, their forecast *fizzled by fall because storms and trade winds never followed suit, and the feedbacks between atmosphere and ocean failed to develop.

(Adapted from http://www.livescience.com)

〔注〕 *feedback loop = 帰還ループ    *fizzled = 立ち消えになる

1 下線部 ①、④、⑥、⑨ に入る語を下記より1つずつ選び、その記号を書きなさい。

    （ア）in          （イ）off          （ウ）for
    （エ）on          （オ）up          （カ）to


2 下線部 ② と ⑤ を日本語に訳しなさい。


3 下線部 ③ と異なる音節にアクセントをもつ語を下記より2つ選び、その記号を書きなさい。

    （ア）preference     （イ）guarantee     （ウ）affluence
    （エ）consciousness  （オ）accessory     （カ）landscape


4 下線部 ⑦ の語をすべて使って、文意に合うように並べ替えなさい。


5 下線部 ⑧ の意味として最も適切なものを下記より1つ選び、その記号を書きなさい。

       （ア）indicating something
       （イ）boasting something
       （ウ）concealing something
       （エ）fascinating something

2 次の文章中の下線部 ① ～ ④ に最もあてはまるものを下記の （ア） ～ （エ） から１つずつ選び、その記号を書きなさい。

Sound is caused by something emitting energy in the form of a vibration. Areas of high and low pressure move outwards creating a form of longitudinal wave (a wave which vibrates in the direction of travel). The amplitude (volume) and frequency (pitch) of the sound wave ___①___ .

But how do we sense and process these sound waves? That's the job of our ears. The ear is an extremely clever organ, consisting of a collection of tiny bones, tubes and membranes (namely the ear drum) which process the sound and send it to the brain. The *funnel-like shape of the ear ___②___ , where it causes vibrations of the ear drum. The signal ___③___ by the rest of the ear, and this is then sent to the brain.

Many species use sound, not only to communicate but to assess the nature of their surroundings, dependent on the way they interact with emitted sound waves. For example, if you screamed in a large, empty room, the sound of your voice ___④___ . Studying the interaction of sound waves with certain materials can tell scientists a lot of information about that material.

(Adapted from http://www.sciencemadesimple.co.uk)

〔注〕 *funnel-like = 漏斗（じょうご）状の

---

（ア） is effective at collecting the sound wave and filtering it through the ear passage

（イ） would sound a lot different than if you were to make the same noise in a smaller furnished room

（ウ） depends on what the source is and the amount of energy supplied outwards

（エ） is gradually converted into an electrical signal

3 次の下線部の意味に最も合う語句を（ア）～（エ）から１つ選び、その記号を
書きなさい。

1  The disaster of the island came to pass with a big earthquake.

    （ア）indicated         （イ）befell
    （ウ）split            （エ）endured


2  The government announced that sporadic outbreaks of the disease would still occur.

    （ア）falling through       （イ）keeping off exactly
    （ウ）getting off lightly   （エ）occurring irregularly


3  My friend encouraged me by saying, "Your father will recover in no time."

    （ア）very soon         （イ）for the present moment
    （ウ）behind time       （エ）every now and then


4  Whether he had insurance is beside the point; the accident is definitely his fault.

    （ア）over and over again   （イ）off the subject
    （ウ）under circumstances  （エ）on second thought


5  We shouldn't have made such an important decision without considering the results.

    （ア）indignities      （イ）propositions
    （ウ）treaties         （エ）consequences

4 それぞれの（　）に入る適切な語句を（ア）～（エ）から1つ選び、その記号を書きなさい。

1　Betty（　　　　）Australia, but she lives in San Francisco now.

    （ア）used to live in
        （イ）dwelled permanently in
    （ウ）ceased to leave
        （エ）has been living yet


2　The bad weather（　　　）their baseball game.

    （ア）regained free of charge into
    （イ）forced them to put off
    （ウ）attended them out with
    （エ）dismissed for lack of


3　（　　　）, I think it was a pretty successful party.

    （ア）If something happening
    （イ）The last situation having gone
    （ウ）All things considered
    （エ）Judging from getting bored


4　There is no rule（　　　）.

    （ア）that have a comprehensive rule
    （イ）but has exceptions
    （ウ）as it is no regulations
    （エ）whose explanations would exceed


5　Tom, mail your package early（　　　）.

    （ア）in order to avoid easily
    （イ）for the purpose of the intention
    （ウ）with the aim for receiving the previous day
    （エ）so as to ensure its timely arrival

# 数　学

## 問題

### A　日　程

28年度

$\boxed{1}$　$x \geqq 1$、$y \geqq 1$ で $x^3 y = 16$ のとき、$z = 7 \cdot (\log_2 x + 1)^2 + (\log_2 y + 1)^2$ とする。このとき、以下の問に答えなさい。

問1　$y = 1$ のとき、$\log_2 x$ の値を求めなさい。

問2　$\log_2 x = t$ のとき、$\log_2 y$ を $t$ を用いて表しなさい。

問3　$z$ の最小値とそのときの $x$、$y$ の値を求めなさい。

問4　$k$ を実数とする。

　　$z = k$ をみたす $x$ と $y$ の値の組が2組存在するとき、$k$ の取り得る値の範囲を求めなさい。

$\boxed{2}$　$f(x) = x^4 - 80x^2 + 100$ とするとき、以下の問に答えなさい。

問1　$f(x)$ を $x - 10$ で割ったときの商と余りを求めなさい。

問2　$n$ を 13 で割ると 10 余る自然数とする。
　　　$f(n)$ を 13 で割ったときの余りを求めなさい。

問3　$a$ を有理数とする。
　　　$f(x)$ が $x^2 + 10x + a$ で割り切れるとき、$a$ の値を求めなさい。

問4　$m$ を整数とし、$p$ を素数とする。
　　　$f(m) = p$ をみたす $m$ が存在するとき、$p$ を求めなさい。

$\boxed{3}$ 座標平面上の放物線 $y = x^2$ を $C_1$、放物線 $y = -2x^2 + 3x + 6$ を $C_2$ とし、$C_1$ と $C_2$ の交点を A、B とする。ただし、A の $x$ 座標は負、B の $x$ 座標は正とする。$C_1$ 上の点で直線 AB と平行な接線の引ける点を P、$C_2$ 上の点で直線 AB と平行な接線の引ける点を Q とするとき、以下の問に答えなさい。

問1　$C_2$ の頂点の座標を求めなさい。

問2　直線 AB の方程式を求めなさい。

問3　$C_1$ と $C_2$ で囲まれた図形の面積を求めなさい。

問4　Q の座標を求めなさい。

問5　四角形 APBQ の面積を求めなさい。

$\boxed{4}$ △OAB において、OA = 6、OB = 5、AB = 7 とする。辺 OB を 2 : 1 に内分する点を C、線分 AC を 3 : 1 に内分する点を P とするとき、以下の問に答えなさい。

問1  cos ∠AOB の値を求めなさい。

問2  $\overrightarrow{OP}$ を $\overrightarrow{OA}$、$\overrightarrow{OB}$ を用いて表しなさい。

問3  内積 $\overrightarrow{OA} \cdot \overrightarrow{OP}$ の値を求めなさい。

問4  $|\overrightarrow{OP}|$ の値を求めなさい。

問5  cos ∠AOP の値を求めなさい。

# 物理

問題　A 日程　28年度

1　以下の問に答えなさい。

（1）図1のように長さ $l$ の糸の上端を固定し、下端に吊るした質量 $m$ の小球を、水平面内で等速円運動をさせる。以下の文の（　）内に適切な式を記入しなさい。ただし、重力加速度の大きさを $g$ とし、円周率は $\pi$ とする。

いま、等速円運動の角速度を $\omega$、糸の張力を $S$ とおく。円運動の半径は（ ア ）で表すことができる。また、小球にはたらく力は重力（ イ ）、張力 $S$、遠心力（ ウ ）、であり、これらを使って水平方向と鉛直方向のつりあいの式を立てると、

　　　水平方向：（　　　　　エ　　　　　）
　　　鉛直方向：（　　　　　オ　　　　　）

となり、これらより、張力 $S$ は（ カ ）、角速度 $\omega$ は（ キ ）となる。またこの等速円運動の周期 $T$ は（ ク ）となる。

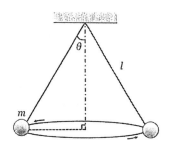

図1

（2）以下の文の（　）内に適切な語句または式を記入しなさい。

ある物体が他の物体に仕事をする能力を持っているとき、その物体は（ ケ ）をもっているという。運動している物体が持つ（ ケ ）を（ コ ）という。質量 $m$ の物体が速さ $v$ で運動しているとき物体が持つ（ コ ）は（ サ ）で表される。物体の位置だけで決まる（ ケ ）を（ シ ）という。質量 $m$ の物体が基準点から高さ $h$ にあるときの重力による（ シ ）は、重力加速度を $g$ とすると（ ス ）で表される。また、ばねを自然長から距離 $x$ だけ伸ばした時の弾性力による（ シ ）は、ばね定数を $k$ とすると（ セ ）で表される。

2 以下の問に答えなさい。

（1）図1のように、スリット $S_0$ と複スリット $S_1$、$S_2$ に波長 $\lambda$ の単色光を通すと、スクリーン上に明暗の縞が観察された。$S_1$ と $S_2$ は間隔 $d$ で、$S_0$ から等距離にある。複スリットとスクリーンの距離を $l$、スクリーンの中央 $O$ から距離 $x$ の位置にある点を $P$ とすると、$S_1P$ と $S_2P$ の距離の差は $dx/l$ とみなせるものとして以下の問に答えなさい。

問1 点 P で暗線となる条件を $m$ ($m=0$、1、2、 ...)を用いて表しなさい。

問2 隣り合う暗線の間隔 $\Delta x$ を求めなさい。

問3 暗線の間隔を大きくするためには、$d$ の値をどのようにすればよいかを、
「大きくする、小さくする、変えなくてよい」、のいずれかで答えなさい。

（2）直径 $D$ [m]、長さ $L$ [m]、質量 $M$ [kg]の円柱状物体を密度 $\rho$ [kg/m³]の液体に入れたところ、図2のように長さ $H$ [m]が液体中に沈んだ状態で静止した。重力加速度を $g$ [m/s²]として以下の問に答えなさい。

問1 物体の断面積 $S$ [m²]を求めなさい。

問2 物体にはたらく浮力 $F$ [N]を求めなさい。

問3 浮力 $F$ [N]が物体にはたらく重力とつりあうとき、$H$ [m]を求めなさい。

問4 この状態で物体の上面を手で押してさらに $A$ [m]だけ沈め、液体中に沈んだ長さが
$H+A$ [m]となったとき、手にかかる力の大きさ $F'$ [N]を求めなさい。

問5 問4の状態から手を離すと物体は単振動を起こした。このときの周期 $T$ [s]を求めなさい。

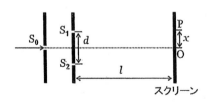

図1

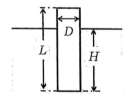

図2

3 以下の文を読み下記の問に答えなさい。

1 mol の単原子分子理想気体をなめらかに動くピストンのついたシリンダー内に閉じ込めた。シリンダー内部の気体は外部と自由に熱の出入りが可能である。最初の状態 A において、気体の圧力を $P_0$ [Pa]、体積を $V_0$ [m³]、温度を $T_0$ [K] とする。外部との熱の出入りにより、図1に示すようなサイクル A→B→C→D→A の変化をさせた。以下の問いに答えなさい。但し、気体定数を $R$ [J/(K·mol)] とし、気体に熱が加えられる場合および気体が外部に対して仕事をする場合を正とする。

問1　状態Bおよび状態Cの温度を求めなさい。
問2　状態A→状態Bの変化で気体が外部にする仕事 $W$ [J]、内部エネルギーの増加量 $\Delta U_{A \to B}$ [J] および与えられた熱量 $Q_{A \to B}$ [J] を求めなさい。
問3　状態B→状態Cの変化時に内部エネルギーの減少量 $\Delta U_{B \to C}$ [J] を求めなさい。
問4　状態D→状態Aの過程で気体に出入りする熱量 $Q_{D \to A}$ [J] を求めなさい。
問5　サイクル A→B→C→D→A を一巡する過程で気体がする仕事を求めなさい。

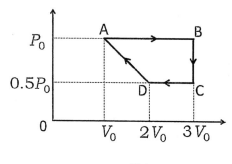

図1

# 化 学

## 問題

### A 日 程

28年度

---

$\boxed{1}$  下記の問に答えなさい。

（1）分子量 120 の化合物を元素分析したところ、重量比で炭素 40.0%、水素 6.70%、酸素 53.3% であった。この化合物の分子式を答えなさい。ただし原子量は炭素 12、水素 1、酸素 16 とする。

（2）お互いに同素体である組み合わせを下の(a)～(e)より全て選び、記号で答えなさい。
　　　　(a) 水素と重水素　　(b) 黒鉛とフラーレン　　(c) 酸素とオゾン
　　　　(d) 黄リンとリン酸　(e) セシウム 137 とセシウム 133

（3）Li の電子配置は K(2)L(1) と表すことができる。この表示法にならって以下の原子（ア）、あるいはイオン（イ）の電子配置を書きなさい。
　　　　（ア）S　　　　　　　　　　　　（イ）$Ca^{2+}$

（4）放射性ヨウ素 131 の半減期を 8 日とする。放射能が 0.1% まで低下するのに必要な日数に一番近いものを下の(a)～(f)より 1 つ選び、記号で答えなさい。
　　　なお $\log_{10} 2 = 0.30$ とする。
　　　　(a) 16 日　　(b) 32 日　　(c) 40 日　　(d) 64 日　　(e) 80 日　　(f) 8,000 日

（5）以下の物質にあてはまるものを下の(a)～(e)より 1 つ選び、記号で答えなさい。
　　　問 1　三重結合をもつもの
　　　問 2　配位結合をもつもの
　　　　(a) $NH_3$　　(b) $CO_2$　　(c) NaCl　　(d) NaCN　　(e) $NH_4Cl$

福岡歯科大学　28 年度　(14)

2　　　以下の文を読み、下記の問に答えなさい。

10 L 入りのボンベ（高圧容器）に気温 27℃で圧力が 1.0 x 10$^7$ Pa になるまで気体 A を注入し、気温 7℃、気圧が 6.3 x 10$^4$ Pa の富士山頂まで運んだ。 以下の問に答えなさい。なお、状態変化は起こらないものとし、容器のみの質量を 10 kg、気体 A を注入した後の質量は 11.3 kg だったとする。気体定数 R=8.3 x 10$^3$ Pa・L / (K・mol)とし、解答は有効数字 2 桁で答えなさい。

問 1　　この容器（気体を含む）の富士山頂での質量を答えなさい。

問 2　　富士山頂での容器内の気体 A の圧力を答えなさい。

問 3　　問 2 の現象と最も関係の深い法則はどれか、下の(a)～(f)から 1 つ選び、記号で答えなさい。

　　　　　　　(a) ヘスの法則　　　　(b) ボイル・シャルルの法則　　　(c) ヘンリーの法則
　　　　　　　(d) アボガドロの法則　　(e) ファラデーの法則
　　　　　　　(f) ファント・ホッフの法則

問 4　　富士山頂でボンベから気体 A を放出したとする。富士山頂での気体の体積を答えなさい。

問 5　　気体 A の分子量を答えなさい。

福岡歯科大学 28年度 (15)

3 下記の問に答えなさい。

(1) 次の問1～問8の記述に適する糖類を、下の(a)～(h)よりすべて選び、記号で答えなさい。

問1　単糖類に分類される。

問2　グルコースの立体異性体である。

問3　フラノース（五員環）として安定な構造をとることができる。

問4　分子式が $C_{12}H_{22}O_{11}$ である。

問5　二糖類に分類され、フェーリング液を還元する。

問6　加水分解によって2種類の単糖を生じる。

問7　多糖類に分類され、加水分解によって最終的にグルコースのみを生じる。

問8　ヨウ素-ヨウ化カリウム溶液を加えると青色～青紫色になる。

(a) ガラクトース　(b) グルコース　(c) スクロース　(d) セルロース
(e) デンプン　(f) フルクトース　(g) マルトース　(h) ラクトース

(2) スクロースは酵素（ ア ）で加水分解されると（ イ ）と（ ウ ）を等量生じる。この反応を利用してスクロースを定量できる。100%果汁のオレンジジュースには糖類として主にグルコース、フルクトース、スクロースが含まれる。あるオレンジジュースに（ ア ）を添加し反応させ、スクロースを完全に加水分解した。グルコース濃度を測定したところ、反応前が 20 mg/mL、加水分解反応後が 41 mg/mL であった。反応前のオレンジジュース中の還元糖（還元性を示す糖）濃度を測定したところ 60 mg/mL であった。なお、反応の前後で液量の変化はないものとする。このオレンジジュースに含まれるグルコース、フルクトース、スクロースの質量比は（ エ ）である。

問1　（ ア ）に入る適当なものを下の(a)～(e)より1つ選び、記号で答えなさい。
(a) アミラーゼ　　(b) インベルターゼ　　(c) カタラーゼ
(d) プロテアーゼ　(e) リパーゼ

問2　（ イ ）、（ ウ ）に入る適当なものを下の(a)～(g)よりそれぞれ1つ選び、記号で答えなさい。
(a) ガラクトース　(b) グルコース　(c) セルロース　(d) デンプン
(e) フルクトース　(f) マルトース　(g) ラクトース

問3　（ エ ）に入る適当なものを下の(a)～(j)より1つ選び、記号で答えなさい。
(a) 1：1：1　(b) 1：1：2　(c) 1：1：4　(d) 1：2：1　(e) 1：2：2
(f) 1：2：3　(g) 1：2：4　(h) 1：4：1　(i) 1：4：2　(j) 1：4：3

# 生　物

## 問　題

### A 日 程

28年度

1　以下の文を読み、下記の問に答えなさい。

　多細胞生物のからだを構成する細胞は、すべて１つの（　ア　）が（　イ　）分裂をくり返して増えていったものである。その分裂が終わってから次の分裂が終わるまでを（　ウ　）といい、分裂によってできる娘細胞は、母細胞と同じDNAをもつ。これは（　A　）期に①DNAが合成され、（　B　）期にその②DNAが正確に分配されるためである。

　③DNA は遺伝情報の本体であり、細胞内ではおもに（　エ　）に存在し、（　オ　）などのタンパク質とともに染色体を形成している。染色体の数は生物ごとに決まっており、ヒトでは（　カ　）本である。

　生殖のための特別な細胞である④配偶子は（　キ　）分裂によってできる。配偶子に含まれる染色体の数はふつうの細胞の（　ク　）になっており、その中に生物として生きていくのに必要な遺伝情報すべてが１組含まれている。この１組のことを（　ケ　）という。

問１　文中の（　ア　）～（　ケ　）に適する語句または数字を記しなさい。

問２　文中の（　A　）と（　B　）に適するアルファベットを記しなさい。

問３　下線部①について、下記の問に答えなさい。
　1）この反応を触媒する酵素の名称を１つ挙げなさい。
　2）この反応の基質となるヌクレオチドは何種類あるか答えなさい。
　3）この反応ではDNAの２本の鎖それぞれを鋳型として新しいDNA鎖の複製が行われる。このような複製を何とよぶか、その名称を記しなさい。

問４　下線部②の反応は、細胞の形態変化にもとづいて前期、中期、後期、終期の順に進行する。それぞれの特徴に適するものを下記の(a)～(d)から１つ選び、記号を記しなさい。
　(a) 染色体が分散する。
　(b) 染色体が赤道面に並ぶ。
　(c) 染色体が両極へ分離する。
　(d) 染色体が凝縮してひも状になる。

問５　下線部③に関する説明文として正しいのはどれか。下記の(a)～(d)から１つ選び、記号を記しなさい。
　(a) DNAの二重らせん構造が遺伝情報を決めている。
　(b) DNAを構成するアミノ酸が遺伝情報を決めている。
　(c) DNAに含まれる塩基の並びが遺伝情報を決めている。
　(d) DNAに結合するタンパク質が遺伝情報を決めている。

問６　下線部④に該当するヒトの細胞の名称を２つ記しなさい。

2 以下の文を読み、下記の問に答えなさい。

　生物は生命活動に必要なエネルギーである ATP を呼吸によって合成する。呼吸は大きく分けると、解糖系、（　ア　）、（　イ　）という3つの代謝過程から構成される。これらの過程で呼吸基質である有機物は最終的に（　ウ　）と水にまで分解され、これに連動して ATP が合成される。

　いま、グルコースを分解して ATP を合成する場合を考えてみる。先ず、グルコースは解糖系で（　エ　）にまで分解される。続いて（　エ　）は（　ア　）に入り（　ウ　）にまで分解される。解糖系と（　ア　）で産生された水素は還元型補酵素である NADH と FADH₂ によって（　イ　）に受けわたされ、ここで水素イオンと（　オ　）に分れる。（　オ　）は最終的に酸素の還元に使われて水が生じる。これらの過程全体で、グルコース1分子あたり最大38分子の ATP が合成される。そのうち（　カ　）分子の ATP は（　イ　）で合成される。

問1　文中の（　ア　）〜（　オ　）にあてはまる適切な語句を記しなさい。また、（　カ　）には適切な数字を記しなさい。

問2　文中の下線部の代謝が行われるのはどこか。次の (a)〜(e)から1つ選び、その記号を記しなさい。

　　(a)　細胞膜
　　(b)　細胞質基質
　　(c)　リボソーム
　　(d)　ミトコンドリアの内膜
　　(e)　ミトコンドリアのマトリックス

問3　微生物の中には酸素を消費せずに炭水化物を分解して ATP を産生する代謝系をもつものがある。この代謝系の名称を総称して何とよぶか。その名称を記しなさい。また、この代謝系により最終的に生成される有機物の名称を2つ記しなさい。

3  以下の文を読み、下記の問に答えなさい。

　ウニの初期発生では、第一卵割による2細胞期から第三卵割による8細胞期までは（　ア　）が起こり各割球の大きさは等しい。第四卵割以降、卵割が進み細胞数が増すと（　イ　）胚とよばれるようになり、内部に卵割腔とよばれる空所ができる。さらに卵割が進むと（　ウ　）胚となる。続いて植物極付近の肥厚した細胞層が胚の内部にもぐりこみ始める。これを陥入と呼ぶが、陥入によって新たにできた空所を原腸、原腸の入口を（　エ　）という。この時期の胚は原腸胚とよばれており、その模式図を図1に示す。

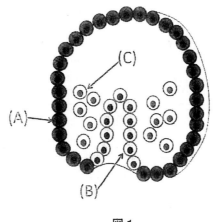

図1

問1　文中の（　ア　）～（　エ　）に適する語句を記しなさい。

問2　内胚葉に分かれる細胞は図中の(A)、(B)、(C)のうちどれか、記号で答えなさい。

問3　間充織細胞は図中の(A)、(B)、(C)のうちどれか、記号で答えなさい。

問4　口の発生について、正しい文はどれか。下記の(a)～(d)から1つ選び、記号を記しなさい。
  (a) 原腸の陥入が深くなり、先端が伸びていき、図中(A)の細胞層に到達し口が開く。
  (b) 原腸の陥入が浅くなり、原腸とは反対側の図中(A)の細胞層に陥入が生じ口となる。
  (c) 原腸が消滅し、原腸のあった付近に新たに形成された陥入が伸びていき、図中(A)の細胞層に到達し口が開く。
  (d) 原腸が消滅し、原腸があった部位と反対側の図中(A)の細胞層に陥入が生じ口となる。

問5　文中の下線部の時期になると、胚の回転運動や遊泳を可能にする構造物が現れる。この構造物の名称を記しなさい。

4  以下の文を読み、下記の問に答えなさい。

　ウシガエルより取り出した坐骨神経の束から一本の神経繊維を分離し、図1に示すような装置を用いて活動電位を観察した。神経繊維は2対の刺激電極「A, B」と「C, D」および活動電位を観察するための記録電極「a, b」の上にのせた。刺激電極「A, B」で刺激すると、刺激の強さが弱い時は、オシロスコープに活動電位は現れなかったが、刺激を徐々に強めていくと①ある強さで図1の（ア）に示すような活動電位が現れた。②この波形はさらに強い刺激を加えても変化しなかった。

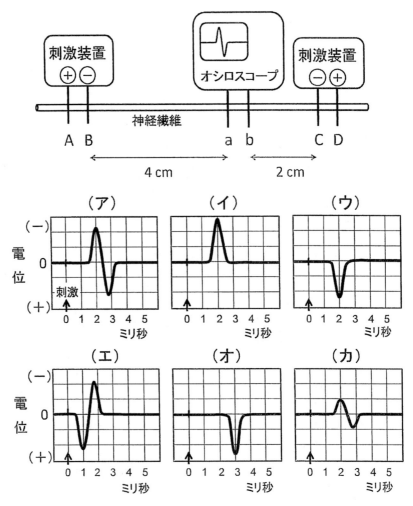

図1

問1　文中の下線部①の刺激の強さを何とよぶか。その名称を記しなさい。

問2　文中の下線部②の理由として適切な説明はどれか。下記の(a)～(d)から1つ選び、記号で答えなさい。

(a) 強い刺激によって神経繊維の不応期が延長したため。

(b) 強い刺激によって神経繊維のK⁺チャネルの活性化が促進されたため。

(c) 強い刺激を与えても神経繊維に刺激が十分に伝わらなかったため。

(d) 強い刺激を与えても単一神経繊維のため、それ以上興奮する神経繊維がないため。

問3　電極C, Dで刺激した時に観察された活動電位はどれか。図中の（イ）～（カ）から1つ選び、記号で答えなさい。

問4　電極a, bの間で神経繊維を糸で強くしばり、興奮が伝導できないようにした後、電極A, Bで刺激した。この時に観察された活動電位はどれか。図中の（イ）～（カ）から1つ選び、記号で答えなさい。

問5　この神経繊維の興奮伝導速度を求めなさい。ただし、単位は（m/秒）とし、値は小数点第1位まで求めなさい。

# 英 語

## 解答

28年度

### 1 〔解答〕

1. ① (エ)　　④ (カ)　　⑥ (ア)　　⑨ (ウ)
2. ②専門家はまた、エルニーニョという気象現象の間、現象を弱め方向を変えさせることもする吹き渡る貿易風を探す。
   ⑤大気中の湿気が雷台風の燃料であり、海のもっとも暖かい海水の上で大量の蒸発作用が起こることから、熱帯の台風の位置はエルニーニョのとき東に移動する。
3. (イ)　(オ)　(順不同)
4. ⑦ the reasons why we can't predict this thing
5. (ア)

〔出題者が求めたポイント〕
長文読解総合問題

〔解法のヒント〕
3. 下線部③のアクセントは第1音節にある。
5. 選択肢の意味は
   (ア) 何かを表示する　　(イ) 何かを自慢する
   (ウ) 何かを隠す　　　　(エ) 何かを魅了する

〔全訳〕
　エルニーニョは気候パターンに世界的な影響を与える太平洋の気候循環である。この循環は西太平洋の熱帯にある暖かい海水が赤道に沿って南アメリカの海岸の方へ移動することで始まる。通常この暖かい海水はインドネシアとフィリピンの近くにたまっている。エルニーニョの間、太平洋の最も暖かい表層水は南アメリカ北西部の沖にいすわる。

　気象予報官は海水の温度と嵐による降雨が急に東に方向を変えるのを見たときに公式にエルニーニョを宣言する。②専門家はまた、エルニーニョという気象現象の間、現象を弱め方向を変えさせることもする吹き渡る貿易風を探す。これらの変化が、エルニーニョの状態を強める③大気と海洋の帰還ループを形成する。アメリカ海洋大気庁の気象予報センター副所長、マイク・ハルパートによると、2015年のエルニーニョ予報は記録上最強のものになるだろうということである。

　「私たちは海洋にだけ兆候を読み取ろうとしているのではありません。私たちは海の上の大気が変化に呼応するのを見たいのです。」と、気象学者で気象予報センターのエルニーニョ予報チームを率いるミシェル・ルルーは言った。

　⑤大気中の湿気が雷台風の燃料なので、熱帯の台風の位置はエルニーニョのとき東に移動し、海のもっとも暖かい海水の上で大量の蒸発作用が起こる。

　科学者は何がエルニーニョの引き金になるのかをまだ詳細には解明していない。すべてのエルニーニョが同じというわけではなく、大気と海洋もこのエルニーニョとあのエルニーニョで常に同じパターンに従っているわけではない。

　「ひとつの大きな原因があるのではありません。これが、⑦私たちが現象を完璧に予想することができない理由のひとつなのです。」とルルーは言った。「エルニーニョと共に起こる共通の特性にはいくらか予測可能性があります。だから、予報を出せるのですが、毎回正確に同じというわけにはいかないでしょう。」

　科学者たちはエルニーニョを予測するために、海の上空656フィート（200メートル）の温度を監視している。彼らは西太平洋から東太平洋までの⑧予兆の温度変化を待ち構えている。たとえば、2014年春には「ケルビン波」と呼ばれる非常に強力な暖水のうねりが太平洋を横断し、何人かの予報士は2014年には強いエルニーニョ現象があるだろうと予測することとなった。だが、台風と貿易風が一向に現れず、大気と海洋の帰還ループが発達することができなかったので、彼らの予報は秋までには立ち消えとなった。

### 2 〔解答〕

① (ウ)　② (ア)　③ (エ)　④ (イ)

〔選択肢の意味〕
(ア) 音波を集め、耳道を通じてそれを選別するのに効率的である
(イ) 家具のあるもっと小さい部屋で同じ音を立てたときとは非常に違って聞こえるだろう
(ウ) 音源が何かというのと、外に出されたエネルギーの量によって左右される
(エ) しだいに電気信号に変えられる

〔出題者が求めたポイント〕
長文の空所にまとまりのある語句を補充する問題

〔全訳〕
　音は何かが振動の形でエネルギーを放つことによって発生する。高い圧力と低い圧力の部分が、縦方向の波（進行方向に振動する波）を作り出しながら外向きに動いていく。音波の振幅（大きさ）と周波数（高さ）は　①　。

　しかし、私たちはこのような音波をどのようにして感じたり処理したりするのだろうか。それは耳の仕事である。耳は非常に賢い器官で、小さな骨と管と（鼓膜という名の）膜の集まりから成り、これが音を処理して脳に送っている。耳の漏斗状の形は　②　、ここで鼓膜の振動を起こす。信号は耳の他の部分によって　③　、これがそれから脳に送られる。

　多くの種が、コミュニケーションのためだけでなく周りの環境の性質を見極めるために、出された音波と相互に作用しあう方法に頼りながら音を使っている。たとえば、もしあなたが大きな何もない部屋で叫び声を上げれば、あなたの声は　④　。音波とある物体の相互作用を研究することによって、科学者はその物体について多くの情報を得ることができる。

## ❸ 〔解答〕
1. (イ)　2. (エ)　3. (ア)　4. (イ)　5. (エ)
### 〔出題者が求めたポイント〕
類義語(句)選択
### 〔英文の意味〕
1. 島の災害は大地震とともに降りかかってきた。
2. 政府は散発的な病気の発生がまだあるだろうと発表した。
3. 友だちは「お父さんはすぐに回復するよ。」と言って私を励ました。
4. 彼が保険に入っているかどうかは重要な点ではない。事故は完全に彼の落ち度なんだ。
5. 結果を考えることなしにそんな重要な決定をするべきではなかった。

## ❹ 〔解答〕
1. (ア)　2. (イ)　3. (ウ)　4. (イ)　5. (エ)
### 〔出題者が求めたポイント〕
文中の空所補充
### 〔正解を入れた英文の意味〕
1. ベティーは以前オーストラリアに住んでいたが、今はサンフランシスコに住んでいる。
2. 悪天候のせいで彼らは野球の試合を延期せざるを得なかった。
3. すべてを考慮に入れると、なかなか成功したパーティーだったと思う。
4. 例外のないルールはない。
5. トム、時間通りに着くように荷物を早く送りなさい。

# 数　学

## 解答　28年度

## 1

**〔解答〕**

問1　$\dfrac{4}{3}$　　問2　$4-3t$

問3　最小値 28 $(x=\sqrt{2},\ y=4\sqrt{2})$

問4　$28 < k \leq 32$

**〔出題者が求めたポイント〕**

対数関数, 2次関数

問1　$x=2^a$ となる $a$ を求める。

問2　$x^3y=16$ の両辺を底が2の対数にとる。
$\log_c MN = \log_c M + \log_c N$, $\log_c M^r = r\log_c M$

問3　$z$ を $t$ で表して, 平方完成する。

問4　$t$ の値の範囲を考えて, $z$ のグラフを描く。

**〔解答のプロセス〕**

問1　$x^3 = 16 = 2^4$ より　$x = 2^{\frac{4}{3}}$

　　　従って, $\log_2 x = \dfrac{4}{3}$

問2　$\log_2 x^3 y = \log_2 2^4$
　　　$3\log_2 x + \log_2 y = 4$
　　　従って, $\log_2 y = 4-3t$

問3　$z = 7(t+1)^2 + (4-3t+1)^2$
　　　　$= 16t^2 - 16t + 32 = 16\left(t-\dfrac{1}{2}\right)^2 + 28$

$z$ の最小値は 28, そのとき, $t = \dfrac{1}{2}$

$\log_2 x = \dfrac{1}{2}$ より　$x = \sqrt{2}$

$\log_2 y = 4 - 3\dfrac{1}{2} = \dfrac{5}{2} = 2 + \dfrac{1}{2}$ より　$y = 4\sqrt{2}$

問4　$x \geq 1$, $y \geq 1$ より
　　　$\log_2 x \geq 0$, $\log_2 y \geq 0$
　　　よって, $t \geq 0$
　　　$4 - 3t \geq 0$
　　　$\therefore\ 0 \leq t \leq \dfrac{4}{3}$

　　　$t = 0$, $z = 32$
　　　$t = \dfrac{4}{3}$, $z = \dfrac{352}{9}$

グラフ右図

$z = k$ で $t$ の値が2つなので,
$28 < k \leq 32$

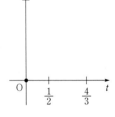

## 2

問1　商 $x^3 + 10x^2 + 20x + 200$, 余り 2100

問2　7　　問3　10　　問4　181

**〔出題者が求めたポイント〕**

式の計算

問1　割り算をする。

問2　$n = 13k + 10$ として $x$ に代入して, $f(n)$ の値を 13 でくくる。問1を利用する。

問3　$(x^2 + 10x + a)(x^2 + kx + l) = x^4 - 80x^2 + 100$ として, 未定係数法で, $a$, $k$, $l$ を求める。

問4　問3を利用する。整数 A, B が, $AB = p$ で $p$ が素数のとき, A, B の一方が 1 で他方が $p$ である。

**〔解答のプロセス〕**

問1
$$
\begin{array}{r}
x^3 + 10x^2 + 20x + 200 \\
x-10\ \overline{)\ x^4\quad\quad -80x^2\quad\quad +100} \\
\underline{x^4 - 10x^3}\quad\quad\quad\quad\quad\quad \\
10x^3 - 80x^2\quad\quad\quad \\
\underline{10x^3 - 100x^2}\quad\quad \\
20x^2\quad\quad\quad \\
\underline{20x^2 - 200x}\quad \\
200x + 100 \\
\underline{200x - 2000} \\
2100
\end{array}
$$

商　$x^3 + 10x^2 + 20x + 200$
余り　2100

問2　$n = 13k + 10$ とする。
　　　問1より, $n^3 + 10n^2 + 20n + 200 = m$ とすると,
　　　$f(n) = (13k + 10 - 10)m + 2100$
　　　　　$= 13(km + 161) + 7$　従って, 余り 7

問3　商を $x^2 + kx + l$ とする。余りが 0 なので
$(x^2 + 10x + a)(x^2 + kx + l) = x^4 - 80x^2 + 100$
$(x^2 + 10x + a)(x^2 + kx + l)$
$= x^4 + (k+10)x^3 + (l + 10k + a)x^2 + (10l + ak)x + al$

よって, $k + 10 = 0$, $l + 10k + a = -80$
$10l + ak = 0$, $al = 100$
$k + 10 = 0$ より　$k = -10$
$10l - 10a = 0$ より　$l = a$
$a - 100 + a = -80$ より　$a = 10$, $l = 10$
$al = 10 \cdot 10 = 100$ (適)　従って, $a = 10$

問4　問3より　$f(m) = (m^2 + 10m + 10)(m^2 - 10m + 10)$
$(m^2 + 10m + 10)(m^2 - 10m + 10) = p$ で $p$ が素数なので, 一方が 1 で他方が $p$
$m^2 + 10m + 10 = 1$ のとき, $(m+9)(m+1) = 0$
$m = -1$, $p = (-1)^2 - 10(-1) + 10 = 21$
$p = 3 \times 7$ で素数でないので不適
$m = -9$, $p = (-9)^2 - 10(-9) + 10 = 181$(適)
$m^2 - 10m + 10 = 1$ のとき, $(m-9)(m-1) = 0$
$m = 1$, $p = 1^2 + 10 \cdot 1 + 10 = 21$(不適)
$m = 9$, $p = 9^2 + 10 \cdot 9 + 10 = 181$(適)

従って, $p = 181$

福岡歯科大学　28 年度　（24）

## ❸
**〔解答〕**

問1 $\left(\dfrac{3}{4},\ \dfrac{57}{8}\right)$　　問2 $y=x+2$

問3 $\dfrac{27}{2}$　　問4 $\left(\dfrac{1}{2},\ 7\right)$　　問5 $\dfrac{81}{8}$

**〔出題者が求めたポイント〕**

平面図形，微分積分

問1 $C_2$ の式の右辺を $x$ について平方完成する。

問2 2次方程式を解き交点を求める。

2点$(x_1,\ y_1)$, $(x_2,\ y_2)$を通る直線の方程式は，

$$y=\frac{y_2-y_1}{x_2-x_1}(x-x_1)+y_1$$

問3 $C_2$ の $y$ から $C_1$ の $y$ を引いたものを A の $x$ から B の $x$ まで積分する。

問4 接線の傾きは $y'$。$C_2$ の $y'=$ AB の傾き。

問5 2点$(x_1,\ y_1)$, $(x_2,\ y_2)$の距離は，

$$\sqrt{(y_2-y_1)^2+(x_2-x_1)^2}$$

点$(x_0,\ y_0)$と直線 $ax+by+c=0$ との距離は，

$$\frac{|ax_0+by_0+c|}{\sqrt{a^2+b^2}}$$

△ABQ は，底辺 AB，高さは Q と AB の距離。

△ABP も，底辺 AB，高さは P と AB の距離。

**〔解答のプロセス〕**

問1 $y=-2\left(x^2-\dfrac{3}{2}x\right)+6=-2\left(x-\dfrac{3}{4}\right)^2+\dfrac{57}{8}$

$C_2$ の頂点は，$\left(\dfrac{3}{4},\ \dfrac{57}{8}\right)$

問2 $x^2=-2x^2+3x+6$　より　$3x^2-3x-6=0$

よって，$3(x+1)(x-2)=0$

$x=-1$ のとき，$y=1$　A$(-1,\ 1)$

$x=2$ のとき，$y=4$　B$(2,\ 4)$

$$\text{AB}:y=\frac{4-1}{2-(-1)}(x-(-1))+1$$
$$=1\cdot(x+1)+1$$

よって，直線 AB は，$y=x+2$　$(x-y+2=0)$

問3 $\displaystyle\int_{-1}^{2}(-2x^2+3x+6-x^2)dx$

$=\displaystyle\int_{-1}^{2}(-3x^2+3x+6)dx$

$=\left[-x^3+\dfrac{3}{2}x^2+6x\right]_{-1}^{2}$

$=10-\left(-\dfrac{7}{2}\right)=\dfrac{27}{2}$

問4 $C_2:y'=-4x+3$　より　$-4x+3=1$

$x=\dfrac{1}{2},\ y=-\dfrac{2}{4}+\dfrac{3}{2}+6=7$　$\therefore$ Q$\left(\dfrac{1}{2},\ 7\right)$

問5 $C_1:y'=2x$ より　$2x=1$

$x=\dfrac{1}{2},\ y=\dfrac{1}{4}$　$\therefore$ P$\left(\dfrac{1}{2},\ \dfrac{1}{4}\right)$

AB$=\sqrt{(2+1)^2+(4-1)^2}=3\sqrt{2}$

直線 AB：$x-y+2=0$　$(y=x+2)$

点 Q と直線 AB との距離。

$$\frac{1}{\sqrt{1^2+(-1)^2}}\left|\frac{1}{2}-7+2\right|=\frac{9}{2\sqrt{2}}$$

点 P と直線 AB との距離。

$$\frac{1}{\sqrt{1^2+(-1)^2}}\left|\frac{1}{2}-\frac{1}{4}+2\right|=\frac{9}{4\sqrt{2}}$$

四角形 APBQ の面積。

$$\frac{1}{2}\,3\sqrt{2}\,\frac{9}{2\sqrt{2}}+\frac{1}{2}\,3\sqrt{2}\,\frac{9}{4\sqrt{2}}=\frac{81}{8}$$

## ❹
**〔解答〕**

問1 $\dfrac{1}{5}$　　問2 $\dfrac{1}{4}\overrightarrow{\text{OA}}+\dfrac{1}{2}\overrightarrow{\text{OB}}$

問3 $12$　　問4 $\sqrt{10}$　　問5 $\dfrac{\sqrt{10}}{5}$

**〔出題者が求めたポイント〕** 平面ベクトル

問1 $\cos\angle\text{AOB}=\dfrac{\text{OA}^2+\text{OB}^2-\text{AB}^2}{2\text{OA}\cdot\text{OB}}$

問2 $\overrightarrow{\text{OC}}=\dfrac{2}{3}\overrightarrow{\text{OB}}$ と $\overrightarrow{\text{AP}}=\dfrac{3}{4}\overrightarrow{\text{AC}}$ から $\overrightarrow{\text{OP}}$ を $\overrightarrow{\text{OA}}$, $\overrightarrow{\text{OB}}$ で表す。$\overrightarrow{\text{AP}}=\overrightarrow{\text{OP}}-\overrightarrow{\text{OA}}$

問3 $\overrightarrow{\text{OA}}\cdot\overrightarrow{\text{OB}}=\text{OA}\cdot\text{OB}\cos\angle\text{AOB}$

$\overrightarrow{\text{OA}}\cdot\overrightarrow{\text{OP}}$ に問2を代入し展開する。

問4 $|\overrightarrow{\text{OP}}|^2$ を展開し，各値を代入する。

問5 $\cos\angle\text{AOP}=\dfrac{\overrightarrow{\text{OA}}\cdot\overrightarrow{\text{OP}}}{|\overrightarrow{\text{OA}}|\cdot|\overrightarrow{\text{OP}}|}$

問3，問4 と OA の値を代入する。

**〔解答のプロセス〕**

問1 $\cos\angle\text{AOB}=\dfrac{6^2+5^2-7^2}{2\cdot6\cdot5}=\dfrac{12}{60}=\dfrac{1}{5}$

問2 $\overrightarrow{\text{OC}}=\dfrac{2}{3}\overrightarrow{\text{OB}}$

$\overrightarrow{\text{AP}}=\dfrac{3}{4}\overrightarrow{\text{AC}}$　より　$\overrightarrow{\text{OP}}-\overrightarrow{\text{OA}}=\dfrac{3}{4}(\overrightarrow{\text{OC}}-\overrightarrow{\text{OA}})$

$\overrightarrow{\text{OP}}=\dfrac{3}{4}\left(\dfrac{2}{3}\overrightarrow{\text{OB}}\right)+\dfrac{1}{4}\overrightarrow{\text{OA}}=\dfrac{1}{4}\overrightarrow{\text{OA}}+\dfrac{1}{2}\overrightarrow{\text{OB}}$

問3 $\overrightarrow{\text{OA}}\cdot\overrightarrow{\text{OB}}=6\cdot5\cdot\dfrac{1}{5}=6$

$\overrightarrow{\text{OA}}\cdot\overrightarrow{\text{OP}}=\overrightarrow{\text{OA}}\cdot\left(\dfrac{1}{4}\overrightarrow{\text{OA}}+\dfrac{1}{2}\overrightarrow{\text{OB}}\right)$

$=\dfrac{1}{4}|\overrightarrow{\text{OA}}|^2+\dfrac{1}{2}\overrightarrow{\text{OA}}\cdot\overrightarrow{\text{OB}}=\dfrac{6^2}{4}+\dfrac{6}{2}=12$

問4 $|\overrightarrow{\text{OP}}|^2=\left|\dfrac{1}{4}\overrightarrow{\text{OA}}+\dfrac{1}{2}\overrightarrow{\text{OB}}\right|^2$

$=\dfrac{1}{16}|\overrightarrow{\text{OA}}|^2+\dfrac{2}{8}\overrightarrow{\text{OA}}\cdot\overrightarrow{\text{OB}}+\dfrac{1}{4}|\overrightarrow{\text{OB}}|^2$

$=\dfrac{6^2}{16}+\dfrac{6}{4}+\dfrac{5^2}{4}=\dfrac{40}{4}=10$

従って，$|\overrightarrow{\text{OP}}|=\sqrt{10}$

問5 $\cos\angle\text{AOP}=\dfrac{12}{6\sqrt{10}}=\dfrac{2\sqrt{10}}{10}=\dfrac{\sqrt{10}}{5}$

# 物　理

## 解答　28年度

$\boxed{\text{A 日程}}$

### 1

〔出題者が求めたポイント〕

円すい振り子の基本問題

〔解答のプロセス〕

(1) (ア) $l\sin\theta$　　(イ) $mg$　　(ウ) $ml\omega^2\sin\theta$

　(エ) $S\sin\theta = ml\omega^2\sin\theta$　　(オ) $S\cos\theta = mg$

　(カ) $\dfrac{mg}{\cos\theta}$

　(キ) (エ)と(オ)から $\omega = \sqrt{\dfrac{g}{l\cos\theta}}$　…(答)

　(ク) $T = \dfrac{2\pi}{\omega} = 2\pi\sqrt{\dfrac{l\cos\theta}{g}}$　…(答)

(2) (ケ) エネルギー　　(コ) 運動エネルギー

　(サ) $\dfrac{1}{2}mv^2$　　(シ) 位置エネルギー　　(ス) $mgh$

　(セ) $\dfrac{1}{2}kx^2$

### 2

〔出題者が求めたポイント〕

(2) 浮力に関する単振動の基本問題

〔解答のプロセス〕

(1) 問1　$\dfrac{d}{l}x = \left(m + \dfrac{1}{2}\right)\lambda$

　問2　問1より　$x = \left(m + \dfrac{1}{2}\right)\dfrac{l\lambda}{d}$

　　$\therefore \ \Delta x = \dfrac{l\lambda}{d}$　…(答)

　問3　問2より｛小さくする｝

(2) 問1　$S = \pi\left(\dfrac{l}{2}\right)^2 = \dfrac{\pi D^2}{4}$[m²]　…(答)

　問2　$F = \rho SHg = \dfrac{\pi\rho D^2 Hg}{4}$[N]　…(答)

　問3　$F = Mg$ となる

　　$\dfrac{\pi\rho D^2 Hg}{4} = Mg$　$\therefore \ H = \dfrac{4M}{\pi\rho D^2}$　…(答)

　問4　作用反作用より　手で押した力と手にかかる力
　　　は等しい。
　　　力のつりあいより　$F' + Mg = \rho S(H+A)g$

　　$\therefore \ F' = \dfrac{\pi\rho D^2 Ag}{4}$[N]　…(答)

　問5　問4より，$x$ 沈んだときにかかる力は，

　　　$F'' = \dfrac{\pi\rho D^2 g}{4}x$ と書ける。

　　単振動の定数を $k$ とすると　$k = \dfrac{\pi\rho D^2 g}{4}$

また，このとき周期 $T = 2\pi\sqrt{\dfrac{M}{K}}$ となるので

$$T = 2\pi\sqrt{\dfrac{M}{\dfrac{\pi\rho D^2 g}{4}}} = \dfrac{4\pi}{D}\sqrt{\dfrac{M}{\pi\rho g}}\ \ \cdots(答)$$

### 3

〔出題者が求めたポイント〕

気体の法則・熱力学第1法則

〔解答のプロセス〕

問1　ボイルシャルルの法則より

$\dfrac{P_0 V_0}{T_0} = \dfrac{P_0 3V_0}{T_B}$　　$T_B = 3T_0$[K]　…(答)

$\dfrac{P_0 V_0}{T_0} = \dfrac{0.5P_0 \cdot 3V_0}{T_C}$　　$T_C = \dfrac{3}{2}T_0$[K]　…(答)

問2　$W_{AB} = P_0 \Delta V = P_0(3V_0 - V_0) = 2P_0 V_0$[J]　…(答)

$\begin{aligned}\Delta U_{AB} &= \dfrac{3}{2}R\Delta T = \dfrac{3}{2}R\big(3T_0 - T_0\big)\\ &= 3RT_0\text{[J]}\ \ \cdots(答)\end{aligned}$

$\begin{aligned}Q_{AB} &= \Delta U_{AB} + W_{AB}\\ &= 3RT_0 + 2D_0 T_0 (\because\ \ DV - nRT)\\ &= 3RT_0 + 2RT_0\\ &= 5RT_0\text{[J]}\ \ \cdots(答)\end{aligned}$

問3　$\Delta U_{BC} = \dfrac{3}{2}R(T_C - T_B) = -\dfrac{9}{4}RT_0$[J]　…(答)

問4　$\dfrac{P_0 V_0}{T_A} = \dfrac{0.5P_0 \times 2V_0}{T_D}$ より

$T_A = T_D = T_0$ であるから $\Delta U_{DA} = 0$

$P \to A$ の仕事はグラフの面積より

$$W_{DA} = (P_0 + 0.5P_0) \times V_0 \times \dfrac{1}{2} = \dfrac{3}{4}P_0 V_0$$

よって　$Q_{DA} = \Delta U_{DA} - W_{DA} = -\dfrac{3}{4}P_0 V_0$[J]　…(答)

問5　ABCD の面積を求める

$(V_0 + 2V_0) \times 0.5P_0 \times \dfrac{1}{2} = \dfrac{3}{4}P_0 V_0$[J]　…(答)

# 化 学

## 解答　　28年度

### 1

〔解答〕
(1) $C_4H_8O_4$　　(2) b, c
(3) (ア) K (2) L (8) M (6)　(イ) K (2) L (8) M (8)
(4) (e)　　(5) 問 1. d　問 2. e

〔出題者が求めたポイント〕
物質の状態

〔解答のプロセス〕
(1) $\dfrac{40.0}{12} : \dfrac{6.70}{1} : \dfrac{53.3}{16} = 3.33 : 6.70 : 3.33$
　　$\fallingdotseq 1 : 2 : 1$　より　組成式 $CH_2O$（式量30）
　　$30n = 120$　　$n = 4$　　よって分子式 $C_4H_8O_4$

(2) (a)と(e)は同じ元素で質量数（中性子数）が異なるので同位体である。(b)と(c)は同素体。(b)は同じ炭素で平面状配列の積重ねとサッカーボール状、(c)は分子式 $O_2$ と $O_3$。(d)異なる物質である。

(3) (ア) S は 16 番元素で電子数 16　(イ) Ca は 20 番元素で、電子数 20 から 2 個失われている。

(4) 半減期が $n$ 回繰返されて 0.1 % になったとすると
　　$\left(\dfrac{1}{2}\right)^n = 0.001$　　常用対数をとると
　　$n \times (-\log_{10} 2) = -0.30n = -3$
　　$n = 10$　　よって 8 日 × 10 = 80 日

(5) 問 1. $CN^-$ の $[C \equiv N]^-$ である。
問 2. $NH_4^+$ の 4 個の N–H のうち 1 個は、$NH_3$ と $H^+$ の配位結合により生じたものである。

### 2

〔解答〕
問 1. 11.3 kg　　問 2. $9.3 \times 10^6$ Pa　　問 3. (b)
問 4. $1.5 \times 10^3$ L　　問 5. 32

〔出題者が求めたポイント〕
気体の法則

〔解答のプロセス〕
問 1. 容器に栓をして運ぶのであるから、容器と気体の質量は 11.3 kg のままで変らない。

問 2, 3. ボイル・シャルルの法則　$\dfrac{p_1 V_1}{T_1} = \dfrac{p_2 V_2}{T_2}$　において体積は変らず、温度だけ変るから、
　　$\dfrac{1.0 \times 10^7 \text{ Pa}}{(273 + 27)\text{K}} = \dfrac{p \text{[Pa]}}{(273 + 7)\text{K}}$　　$p \fallingdotseq 9.3 \times 10^6$ Pa

問 4. 27℃、$1.0 \times 10^7$ Pa の気体 10 L が 7℃、$6.3 \times 10^4$ Pa になるから、ボイル・シャルルの法則より
　　$\dfrac{1.0 \times 10^7 \text{ Pa} \times 10 \text{ L}}{(273 + 27)\text{K}} = \dfrac{6.3 \times 10^4 \text{ Pa} \times V \text{[L]}}{(273 + 7)\text{K}}$
　　$V = 1481 \text{ L} \fallingdotseq 1.5 \times 10^3$ L

問 5. ボンベ中の気体は　11.3 kg − 10 kg = 1.3 kg　であるから、気体の状態方程式より

$1.0 \times 10^7 \text{ Pa} \times 10 \text{ L}$
$= \dfrac{1.3 \times 10^3 \text{ g}}{M \text{[g/mol]}} \times 8.3 \times 10^3 \text{ Pa·L/(K·mol)} \times 300 \text{ K}$
$M = 32.37 \text{ g/mol}$　　分子量は 32

### 3

〔解答〕
(1) 問 1. (a), (b), (f)　問 2. (a)　問 3. (f)　問 4. (c), (g), (h)
　　問 5. (g), (h)　問 6. (c), (h)　問 7. (d), (e)　問 8. (e)
(2) 問 1. (b)　問 2. (b), (e)(順不同)　問 3. (e)

〔出題者が求めたポイント〕
糖類の構造と反応

〔解答のプロセス〕
(1) 問 1.〜3. 単糖類はガラクトース、グルコース、フルクトースで、分子式は $C_6H_{12}O_6$　ガラクトースとグルコースは六員環構造で、$C^4$ の H と OH の向きが逆の立体異性体である。フルクトースはグルコースの構造異性体で、水溶液中では六員環構造と五員環構造が鎖状構造をはさんで平衡状態になっている。

問 4.〜6. スクロースはグルコースとフルクトース、マルトースはグルコース 2 分子、ラクトースはグルコースとガラクトースから成る二糖類で、分子式はいずれも $C_{12}H_{22}O_{11}$ である。マルトースとラクトースは還元性を示すが、スクロースは、グルコースとフルクトースの開環して還元性を示す構造部が結合のため失われているため還元性を示さない。

問 7, 8. セルロースは $\beta$–グルコース、デンプンは $\alpha$–グルコースの脱水縮合した構造の多糖類で、加水分解すると最終的にはグルコース水溶液になる。デンプンのグルコース鎖はらせん形で、ヨウ素分子を取り込んで青色を示すが、セルロースのグルコース鎖は直線形なのでヨウ素反応を示さない。

(2) 問 1, 2. 糖類の加水分解酵素は決まっていて、スクロースはインベルターゼ、マルトースはマルターゼ、ラクトースはラクターゼ、デンプンはアミラーゼ、セルロースはセルラーゼである。

問 3. グルコースを $x$ [mg/mL]、フルクトースを $y$ [mg/mL]、スクロースから生じるグルコースとフルクトースをそれぞれ $z$ [mg/mL] とすると、加水分解前後のグルコースについて $x$ [mg/mL] = 20 mg/mL
　$(x + z)$ [mg/mL] = 41 mg/mL　$\therefore z = 21$ mg/mL
反応前の還元糖濃度より
　$(x + y)$ [mg/mL] = 60 mg/mL　$\therefore y = 40$ mg/mL
スクロース 1 mol（342 g）からグルコース 1 mol（180 g）が生じるから、最初のスクロースについて
　$w$ [mg/mL] = 21 mg/mL × $\dfrac{342 \text{g}}{180 \text{g}}$ = 39.9 mg/mL
　$x : y : w = 20 : 40 : 39.9 = 1 : 2 : 2$

# 生 物

## 解答 　　　28年度

### 1

**〔解答〕**

問1. (ア) 受精卵　(イ) 体細胞　(ウ) 細胞周期
　　(エ) 核　(オ) ヒストン　(カ) 46　(キ) 減数
　　(ク) 半数　(ケ) ゲノム

問2. (A) S　(B) M

問3. 1) DNAポリメラーゼ　2) 4種類
　　3) 半保存的複製

問4. 前期) d　中期) b　後期) c　終期) a

問5. c　問6. 精子・卵細胞

**〔出題者が求めたポイント〕**

出題分野：体細胞分裂，DNA

問1. 多細胞生物の体は，1つの受精卵が体細胞分裂で増えた細胞で構成される。体細胞分裂が終わってから次の体細胞分裂が終わるまでを「細胞周期」という。続いてG1期，S期，G2期があり，再びM期となる。DNAが合成される時期は「S期（DNA合成期）」である。DNAはおもに「核」内に存在し，「ヒストン」とよばれるタンパク質と結合して染色体を形成している。生殖細胞は減数分裂によって形成され，その染色体数は体細胞の「半数」である。生殖細胞1つに含まれる遺伝情報を「ゲノム」という。

問2. 細胞周期のうち体細胞分裂でDNAを2つに分配する時期を「M期（分裂期）」という。

問3. 下線部「①DNAが合成」とは，「DNAポリメラーゼ」の働きでDNAの「半保存的複製」が行われることをさす。ヌクレオチドはリン酸，五単糖，塩基から構成されるが，DNAの塩基にはアデニン，チミン，グアニン，シトシンの4種類があるのでヌクレオチドは「4種類」となる。

問5. 遺伝情報とはDNAの塩基配列による情報である。

### 2

**〔解答〕**

問1. (ア) クエン酸回路　(イ) 電子伝達系
　　(ウ) 二酸化炭素　(エ) ピルビン酸
　　(オ) 電子　(カ) 34

問2. b

問3. 代謝系の名称) 発酵
　　有機物の名称) エタノール，乳酸

**〔出題者が求めたポイント〕**

出題分野：発酵呼吸

問1. 発酵呼吸におけるグルコースの酸化分解の過程はおよそ次のように示せる。

解糖系　$C_6H_{12}O_6 \longrightarrow 2C_3H_4O_3 + 4[H] + 2ATP$
$$\cdots\cdots(1)$$

クエン酸回路　$2C_3H_4O_3 + 6H_2O$
$$\longrightarrow 6CO_2 + 20[H] + 2ATP \cdots\cdots(2)$$

電子伝達系　$24[H] + 6O_2$
$$\longrightarrow 12H_2O + 34ATP \cdots\cdots(3)$$

$(1)+(2)+(3)$　$C_6H_{12}O_6 + 6O_2 + 6H_2O$
$$\longrightarrow 6CO_2 + 12H_2O + 38ATP (+熱エネルギー)$$

※ $C_3H_4O_3$ はピルビン酸である。

問2. 解糖系は細胞質基質で，クエン酸回路はミトコンドリアのマトリックスで，電子伝達系はミトコンドリアの内膜で行われる。原核生物ではクエン酸回路は細胞膜近辺で，電子伝達系は細胞膜で行われる。

問3. 酸素を消費せずに炭水化物を分解してATPを産生する代謝系を発酵といい，最終的に生成される有機物の種類により，乳酸発酵，アルコール発酵，酪酸発酵などに区別される。

### 3

**〔解答〕**

問1. (ア) 等割　(イ) 桑実　(ウ) 胞　(エ) 原口

問2. B　問3. C　問4. a　問5. 繊毛

**〔出題者が求めたポイント〕**

出題分野：発生のしくみ

問2・3. 原腸胚期になると三胚葉の区別ができる。図中，(A)は外胚葉（表皮や神経になる），(B)の原腸は内胚葉（腸になる），(C)の間充織細胞は中胚葉（筋肉や骨片になる）である。

問4. 胚の原口は口にならず，口は原腸の先端が外胚葉に接した場所にできる。

### 4

**〔解答〕**

問1. 閾値　問2. d　問3. エ　問4. イ

問5. 解答なし

**〔出題者が求めたポイント〕**

出題分野：神経細胞と膜電位

問1. 神経細胞が平常状態から活動状態へ転換するのに必要な最低限の電気的信号の強さの値を「閾値」という。

問2. 加えられた刺激が閾値より小さい場合は全く反応しないが，閾値に達すると反応する。反応の大きさは，閾値を超えているときは一定であり，刺激を大きくしても反応は大きくならない。すなわち，反応しないときは一切反応せず（無），反応するときには完全に反応し（全），その反応にはこの両極端しか存在しない，ということを示した法則を「全か無かの法則」という。単一の神経繊維や筋繊維は「全か無かの法則」に従う。複数の神経繊維や筋繊維の場合は，刺激を強くすると閾値を超える繊維数が増えるので反応も大きくなるから

全か無かの法則には従わない。

問3. 静止電位では神経内部が負（－），外部が正（＋）であるが，活動電位を生じた軸索のごく一部分では内部が正（＋），外部が負（－）となり，活動電位では静止電位と（＋）（－）が逆転する。問題の図のようにオシロスコープを接続した場合，細胞表面（細胞外部）のaとbの電位差を記録する。活動していないときには共に細胞外部であるaとbの間に電位差はない。次に「刺激装置AB」で刺激すると，(ア)に示すような活動電位を生じたのは，aを活動電位が通過する際にaは負（－）にbは正（＋）になる。このときb（基準電極）に対してaが負（－）であるからオシロスコープの波形は（－）に傾く。その直後の興奮がbを通過する際には，aが（＋）bが（－）なので，オシロスコープの波形は（＋）に傾く。さて，「電極CD」で刺激した場合であるが，2つのポイントがある。1つは反対方向から活動電位が通過するので，オシロスコープの波形はbを通過する際に（＋）に傾き，aを通過する際に（－）に傾くことである。つまり，（＋）が先（－）が後の波形となる。2つめは距離が近いのでオシロスコープの波形の出現が早まることである。この2つのポイントを満たしているのは(エ)である。

問4.「電極a，b間で神経繊維を糸で強くしばり，興奮が伝導できないようにした後，電極A，Bで刺激した」ということから，次の3点が予想される。1つはaは興奮するが，bは興奮しないこと。2つめはaが興奮したときにはオシロスコープが（－）に振れること。3つめはaが興奮するまでの時間はグラフ(ア)と同じになることである。該当するグラフは(イ)である。

問5. 伝導速度を求めるには伝導距離と伝導時間に着目する。刺激装置ABと刺激装置CDからオシロスコープの電極までの距離の差が2cmであるから，グラフの(ア)と(エ)の刺激を与えてから活動電位を生じるまでの時間差の1ミリ秒が，2cmの伝導時間である。「距離÷時間＝速度」であるから，次式で求めると。

「2cm÷1ミリ秒＝2cm／ミリ秒」となる。

ところで，4cm離れたABに活動電位を生じるまでの時間は，問題文より「(ア)のグラフに示すような活動電位が現れた」とあり，(ア)のグラフでは活動電位を生じるまでの時間が1.5ミリ秒である。先程求めた伝導速度では4cmの伝導に要する時間は2ミリ秒になるので，矛盾する。さらに，刺激装置で刺激を与えてからオシロスコープに活動電位の波形が現れるまでの時間は，「活動電位発生に要する時間＋伝導に要する時間」なので，伝導に要する時間の2ミリ秒に活動電位発生に要する時間を加算しなければならず，矛盾はさらに拡大する。つまり，この問は解答不能である。図1のグラフの横軸の「刺激」の位置が1ミリ秒右にずれてしまったのではないだろうか。

なお，出題者の意図として「cm／ミリ秒」を「m／秒」に単位を変換する力も要求していると思われる。たとえば，伝導速度が「2cm／ミリ秒」のときは「20m／秒」となる。

# 平成27年度

# 問 題 と 解 答

平成27年度

# 英 語

## 問題

### A 日程

27年度

1 次の文章を読んで、各問に答えなさい。

The sudden large increase in droughts is one of the main consequences of climate change, and affects crops ①in particular. However, Anabel Robredo, a biologist, has confirmed that ②in the case of *barley at least, climate change itself is providing it with self-defense mechanisms to deal with a lack of water. Climate change is in fact also responsible for a considerable increase in the concentration of $CO_2$, a gas that, paradoxically, is providing this plant with certain characteristics enabling it to *offset the effects of drought.

Robredo has analyzed the effect that takes place in the barley as a result of the combination of two of the main consequences brought to us by climate change: the enriching of $CO_2$ and drought. As the researcher explains, "③the atmospheric concentration of this gas has increased considerably within the last few decades, and it is expected to increase much more. So we compared barley plants that grow in a $CO_2$ concentration equal to the current one with others cultivated in double the concentration, which is what we are expected to ④( by / of / century / the end / this / reach )." The study was carried out through a progressive *imposition of drought so it also determined the capacity of these plants to recover following the lack of irrigation, in an *ambient $CO_2$ concentration as well as in the one expected for the future.

So, under future $CO_2$ conditions, the negative *repercussions of drought ⑤drive by climate change would be delayed further in comparison with the current concentration of this gas. In the case of barley this is so. However, can these results be applied to other crops? As this researcher points out, it is not that simple: "⑥You have to be very careful because plant species often respond very differently, even displaying the opposite. But what we can say is that most plant species tend to use water more efficiently in conditions of elevated $CO_2$ and drought, and that they grow more."

(Adapted from http://www.sciencedaily.com)

〔注〕　*barley = 大麦　　　　　　　　　*offset = 弱める
　　　　*imposition = 負担、押しつけること　　*ambient = 周囲の、環境の
　　　　*repercussion = 影響、反動

１．下線部 ① の意味として最も適切なものを下記の（ア）〜（エ）より１つ選び
なさい。

        （ア）なるべく　　　（イ）ところで
        （ウ）特に　　　　　（エ）別に


２．下線部 ②、③、⑥ を和訳しなさい。


３．下線部 ④の（　）内の語句をすべて使って、適切な意味になるように並べ替え
なさい。


４．下線部 ⑤ を適切な形に変えなさい。

2 次の文章中の①〜④に最もあてはまるものを下記の（ア）〜（エ）から１つずつ
選び、その記号を書きなさい。

Have you ever wondered how tall skyscrapers can stand up so impressively to the force of gravity? But what about more violent forces, such as (  ①  )? A well-planned and tested design, when combined with the right materials, can keep a building undamaged through all sorts of shakes and quakes.

Once the tallest buildings in the world, the Petronas Towers in Kuala Lumpur, the capital of Malaysia, stand at an amazing 452 meters tall. Because Malaysia is in an area (  ②  ), the towers had to be designed to withstand the *lateral shaking force that is experienced during a quake.

Lateral shaking is the force that can cause the most damage to a building during an earthquake. As you might have guessed from its name, this force usually occurs in (  ③  ). Designing a building to have lateral resistance is helpful not only for preventing quake damage, but also from other lateral forces, such as wind. Engineers can test how well (  ④  ) by placing a model of it on a "shake table," which moves horizontally to *replicate the stresses created by an earthquake.

(Adapted from http://www.scientificamerican.com)

〔注〕 *lateral ＝ 横の          *replicate ＝ 再現する

---

（ア）a building will hold up to lateral force

（イ）a direction parallel to the ground

（ウ）those produced by earthquakes

（エ）that experiences frequent earthquake activity

3 次の1～5の英文の下線部と同様の意味をもつ語句を（ア）～（エ）から
1つずつ選び、その記号を書きなさい。

1．Boys, <u>put away</u> all the toys on the floor before going to bed.

（ア）devote to　　　　　（イ）run out of
（ウ）get rid of　　　　　（エ）find fault with


2．He attempted to <u>neglect</u> the traffic rules.

（ア）pay no attention to　　（イ）pay no fitness in
（ウ）pay no match with　　（エ）pay no debt upon


3．You don't have to <u>take part in</u> the next meeting.

（ア）leave　　　　　（イ）join
（ウ）deny　　　　　（エ）punish


4．I suggest that you should <u>memorize</u> more English expressions.

（ア）learn by head　　（イ）learn by mind
（ウ）learn by heart　　（エ）learn by mouth


5．My husband and I <u>occasionally</u> go shopping together.

（ア）from time to time　　（イ）day after day
（ウ）until now　　　　　（エ）per hour

4 次の1～5の日本文に合うように、それぞれの（　）に入る語句を（ア）～（エ）から1つずつ選び、その記号を書きなさい。

1. この町はその美しさで世界中に知られています。
   This city is known (　　　) its beauty all over the world.

   （ア）with （イ）into
   （ウ）from （エ）for


2. 今晩ドライブに行きませんか？
   (　　　) for a drive this evening ?

   （ア）Are you going to tell （イ）How about saying drive
   （ウ）What do you say to going （エ）Aren't you going to say


3. 私たちは始発の列車に間に合うように朝早く出発しました。
   We left early in the morning to (　　　).

   （ア）catch the first train （イ）get out of the first train
   （ウ）take the train first （エ）meet the promised train


4. 太郎はもうすぐ元気になるだろう。
   It will not be long before Taro (　　　) well.

   （ア）get （イ）gets
   （ウ）getting （エ）got


5. どうしたの？　顔色が悪いよ。気分でも悪いの？
   (　　　) You look pale.  Are you sick or something?

   （ア）When does the matter run? （イ）Why are you taking it?
   （ウ）What is wrong with you? （エ）How have you done it?

# 数　学

## 問題

### Ａ　日　程

27年度

$\boxed{1}$　$f(x) = (\log_2 x)^2 - \log_2 x^5 + 4$ とするとき、以下の問に答えなさい。

問1　$x = 8$ のとき、$f(x)$ の値を求めなさい。

問2　$x = \dfrac{\sqrt{2}}{4}$ のとき、$f(x)$ の値を求めなさい。

問3　$f(x) = 0$ となる $x$ の値をすべて求めなさい。

問4　$a$ を定数とする。

$x$ の方程式 $f(x) = a$ の 1 つの解が $\dfrac{1}{4} < x < 1$ にあるとき、$a$ の取り得る値の範囲を求めなさい。

$\boxed{2}$ 座標平面上に定点 A$(-4,\ 0)$、B$(-1,\ 0)$ があり、$p > 0$ として点 P$(0,\ p)$ をとる。

$\angle \mathrm{PAB} = \alpha$、$\angle \mathrm{APB} = \theta$ とするとき、以下の問に答えなさい。

問1　PB=AB となるときの $p$ の値を求めなさい。

問2　$\tan \alpha$ を $p$ を用いて表しなさい。

問3　$\tan \theta$ を $p$ を用いて表しなさい。

問4　$\theta$ が最大となるときの $\tan \theta$ の値を求めなさい。また、このときの $p$ の値を求めなさい。

$\boxed{3}$　箱の中に、表のように数字が書かれた 3 種類の色のカード 7 枚が入っている。

| カードの色 | 赤 | 白 | 白 | 青 | 青 | 青 | 青 |
|---|---|---|---|---|---|---|---|
| カードの数字 | 1 | 1 | 2 | 1 | 2 | 3 | 4 |

箱から計 3 枚のカードを 1 枚ずつ取り出し、そのカードを左から順に並べて 3 桁の数 $N$ を作るとき、以下の問に答えなさい。

問 1　カードの色がすべて青色となる $N$ は何通りあるか。

問 2　$N = 112$ となる場合の 3 枚のカードの色の並び方は何通りあるか。

問 3　$N = 112$ となる確率を求めなさい。

問 4　$N$ が 3 の倍数となる確率を求めなさい。

$\boxed{4}$ 座標平面上の放物線 $y = 3x^2$ を $C_1$ とし、放物線 $y = -x^2 + ax + b$ を $C_2$ とする。$C_1$ と $C_2$ が点 A(1, 3) で共通の接線 $L$ をもつとき、以下の問に答えなさい。

問 1　接線 $L$ の方程式を求めなさい。

問 2　$a$、$b$ の値を求めなさい。

問 3　曲線 $C_1$、$C_2$ および $y$ 軸で囲まれた図形の面積を求めなさい。

問 4　曲線 $C_1$、$C_2$ および $x$ 軸（ただし、$0 \leqq x \leqq 1$ の範囲）で囲まれた図形の面積を求めなさい。

# 物理

## 問題　A日程　27年度

[1] 以下の問に答えなさい。

(1) 質量 $m$ [kg]の物体を高さ 39.2 m の塔の上から初速度 9.8 m/s で鉛直に投げ上げた。重力加速度を 9.8 m/s² として以下の問に答えなさい。

問1　物体は地上からどれだけの高さまであがるか答えなさい。

問2　物体が塔の上より 1.3 m 高い点を通過するときの速さはいくらか答えなさい。

問3　物体が地上に落ちたときの速さを答えなさい。

問4　塔の上から物体を静かに落下させるとき、物体の持つ位置エネルギーと運動エネルギーの大きさが等しくなるのは、物体を落下させてから何秒後か答えなさい。

(2) 静止摩擦係数 $\mu$ および動摩擦係数 $\mu'$ の水平な床上に質量 $M$ の物体Aがのっている。物体Aには図1のように滑車を通して糸で質量 $m$ の物体Bをつないでいる。以下の問に答えなさい。ただし、重力加速度を $g$ とする。また、糸の質量は無視でき、たるみや伸び縮みはないとする。

問1　物体AおよびBが静止している時の糸の張力を答えなさい。

問2　物体がともに動き始める時の $M$ と $m$ の関係を不等式で表しなさい。

問3　物体AおよびBが等加速度 $a$ で動いている時、糸の張力を $T$ として各物体の運動方程式を答えなさい。

問4　加速度 $a$ および張力 $T$ を答えなさい。

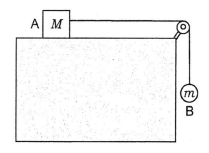

図1

**2** 以下の問に答えなさい。

(1) 図1に示すように、なめらかなスロープを持つ質量$M$、高さ$h$の物体Sがなめらかな床の上で静止している。今、物体S上面に質量$m$ ($M>m$)の小球が静止しているとする。また、床の右側には壁Pがあるとき、以下の問に答えなさい。ただし、重力加速度を$g$とし、空気抵抗は無視できるものとする。

問1　はじめ、静止している小球が持つ位置エネルギーを答えなさい。

問2　次に、小球を物体Sから静かに滑らせると物体Sも運動を始めた。小球が物体Sから離れた瞬間の小球と物体Sの速度$v_0$、$V_0$を答えなさい。

問3　小球が壁Pに反発係数$e$で衝突した時、衝突後の小球の速度を答えなさい。

(2) 図2のように、極板面積$S$ [m$^2$]、極板間隔$d$ [m]のコンデンサーに電荷$Q$ [C]を与える。真空の誘電率を$\varepsilon_0$ [F/m]とするとき、以下の問に答えなさい。

問1　コンデンサーが蓄えている静電エネルギー$U$ [J]を答えなさい。

問2　極板間隔を$\Delta d$ [m]だけゆっくり広げるとき、静電エネルギーの増加量を答えなさい。

問3　2枚の極板は引力を及ぼしあっている。この引力に逆らって極板を引き離すための外力がした仕事が問2の静電エネルギーの増加量になったとして、外力の大きさ$F$ [N]を答えなさい。

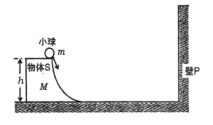

図1

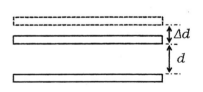

図2

3 以下の文中の（ ア ）〜（ コ ）に適切な語句、数値あるいは数式を入れ、文章を完成させなさい。文中の[ ]内は単位を表す。

（1）図1のように、振動数 440 Hz のおんさをたたいて管口に近づけ、容器Aを垂直方向に移動させて水面を管口付近から次第に下げていったところ、水位がある値 $L$ のところで、音が大きく聞こえた。これは、おんさから管の中へ伝わる音波と、管の中の水面で反射した音波が（ ア ）し、管の中に縦波の（ イ ）ができたためである。水位をそこからさらに 40.0 cm 下げたときに再び大きく聞こえた。このとき、（ イ ）の波長は（ ウ ）[m]であり、空気中を伝わる音の波長は（ エ ）[m]、速さは（ オ ）[m/s]である。また、気温が下がってから同じ実験をすると、音速が（ カ ）なるので、音が大きく聞こえるときの水位は気温が高いときに比べて（ キ ）に移動する。

（2）図2のように、2つの容器Ⅰ(体積 $V_1$)、Ⅱ(体積 $V_2$)が細い管で連結されている中に、絶対温度 $T_0$ の理想気体を封入した。容器Ⅰ、Ⅱ中の気体の物質量をそれぞれ $n_1$、$n_2$ とすると、$n_2$ は（ ク ）で表すことができる。次に、容器Ⅰの温度を $T_0$ に保ったまま、容器Ⅱの気体の温度を $T_2$ にすると、容器Ⅰに含まれる気体の物質量が最初の3倍になった。このときの容器Ⅱの気体の物質量 $n_2'$ は（ ケ ）となり、温度 $T_2$ は（ コ ）となる。

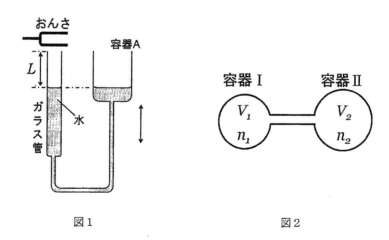

図1　　　　　　　　図2

4  原子番号の大きな原子は原子崩壊して別の原子に変化していく。このような例として $^{226}_{88}Ra$ がある。$^{226}_{88}Ra$ は原子崩壊して $^{222}_{86}Rn$ となる。この原子崩壊について以下の問に答えなさい。

問1 この原子崩壊はα崩壊、β崩壊のうちどちらか答えなさい。

問2 この原子崩壊によって放出されるものに関する記述で正しいものを(a)～(h)の中から2つ選びなさい。

　　(a) 水素の原子核である　　(b) ヘリウムの原子核である
　　(c) 酸素の原子核である　　(d) 中性子である
　　(e) 電子である　　(f) 質量数は2である
　　(g) 質量数は4である　　(h) 質量数は6である

問3 $^{226}_{88}Ra$ の半減期は1600年である。この物質600gが6400年後には何gになるか答えなさい。

問4 $^{226}_{88}Ra$ の原子崩壊によってでた放射線を電界中に入れたとき、その経路として正しいものを下図(a)～(d)の中から選びなさい。

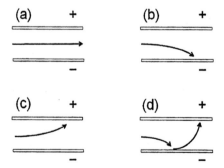

# 化 学

## 問題  A 日程

27年度

以下の点に留意し解答しなさい。
(1) 文中のLはリットルを示す。
(2) 原子量は H=1.0, C=12, N=14, O=16, S=32, Cu=64, Br=80 とする。

## 1 硫酸銅(II) $CuSO_4$ に関する以下の問に答えなさい。

(1) $CuSO_4$ の粉末を炎の中に入れると Cu に特徴的な色が観察された。
   問1 この現象を表す言葉を答えなさい。
   問2 ここで観察された色に最も近い色を下の(a)〜(d)から1つ選び記号で答えなさい。
      (a) 赤色　　(b) 赤紫色　　(c) 黄緑色　　(d) 橙色

(2) $CuSO_4$ の中の Cu と $SO_4$ はどのような化学結合でつながっているか。下の(a)〜(e)から1つ選び記号で答えなさい。
      (a) 金属結合　　(b) 共有結合　　(c) 配位結合　　(d) イオン結合　　(e) 分子間力

(3) $CuSO_4$（無水物）の粉末を60℃の水100gに溶かし飽和溶液を作成した。図1の溶解度曲線を使って以下の問に答えなさい。解答は有効数字2桁で答えなさい。
   問1 $CuSO_4$（無水物）の粉末は何g溶けたか答えなさい。
   問2 この溶液の色を下の(a)〜(e)から1つ選び記号で答えなさい。
      (a) 赤色　　(b) 黄色　　(c) 緑色　　(d) 青色　　(e) 無色透明
   問3 この飽和溶液の質量パーセント濃度を答えなさい。
   問4 この飽和溶液を20℃まで冷却し、五水和物 $CuSO_4 \cdot 5H_2O$ を析出させた。
      以下の問に答えなさい。
      1) 上記のように溶解度の差を利用して物質を分離・精製する方法を何と呼ぶか答えなさい。
      2) 析出した五水和物の結晶 $CuSO_4 \cdot 5H_2O$ の式量を答えなさい。
      3) 析出した五水和物の結晶 $CuSO_4 \cdot 5H_2O$ の質量を答えなさい。

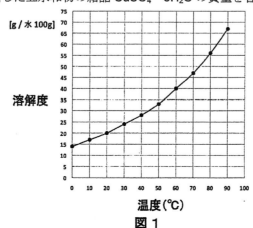

図1

# 2

次の文章を読み、以下の問に答えなさい。

純粋なシュウ酸の結晶（$C_2H_2O_4 \cdot 2H_2O$）1.26 g をビーカーの中で少量の純水に溶解後、この水溶液と洗液を 200 mL の（ア）に入れ、標線まで純水を加えた後、充分に混合した。濃度未知の水酸化ナトリウム水溶液と指示薬（イ）を用いて、このシュウ酸水溶液 10 mL を滴定したところ、水酸化ナトリウム水溶液を 16.6 mL 滴下した時点で溶液の色が変化し、中和反応が終了したことを示した。

問1　（ア）で用いるガラス器具の名称を答えなさい。

問2　（イ）の指示薬として最も適切なものを下の（a）～（c）から１つ選び、記号で答えなさい。

　　　　　（a）メチルレッド　　（b）メチルオレンジ　　（c）フェノールフタレイン

問3　この中和反応の反応式を答えなさい。

問4　シュウ酸水溶液のモル濃度を答えなさい。

問5　水酸化ナトリウム水溶液のモル濃度を、有効数字２桁で答えなさい。

問6　食酢 1.0 mL に純水を 9.0 mL 加え、（イ）の指示薬を入れて、この水酸化ナトリウム水溶液で滴定を行ったところ、11.6 mL 滴下した時点で溶液の色が変化した。食酢中に含まれる酸はすべて酢酸として、そのモル濃度を有効数字２桁で答えなさい。

問7　食酢の密度を 1.0 g/cm³ として、食酢中の酢酸の質量パーセント濃度を有効数字２桁で答えなさい。

問8　水酸化ナトリウムは正確な濃度の水溶液を調製することが困難である。その原因となる水酸化ナトリウム特有の性質を２つ答えなさい。

福岡歯科大学 27年度 （16）

3　次の文章を読み、以下の問に答えなさい。

（ⅰ）分子量 104 の芳香族化合物Aは元素の質量組成が炭素 92.3%、水素 7.7%である。Aは
（　ア　）重合により透明容器や食料品の保温容器、緩衝材として多用される高分子化合物を生成
する。52 g の化合物Aに暗所で臭素を作用させたところ、80 g の臭素が消費された。

（ⅱ）鎖状の２価カルボン酸と鎖状のジアミンを（　イ　）重合させると、（　ウ　）結合をもつ鎖状
の高分子物質ができる。この高分子化合物は合成繊維や合成樹脂として広く利用されている。
ナイロン 66 は、分子式 $C_6H_{10}O_4$ で表される化合物Bと分子式 $C_6H_{16}N_2$ で表される化合物Cの
（　イ　）重合によって得られる。（　ウ　）結合はアニリンと無水酢酸の反応によって得られる化
合物の中にも存在する。

問1　文章中の（ア）～（ウ）に入る適切な語を下の(a)～(f)の語群から選びなさい。
　　(a)　アミド　　　(b)　エステル　　　(c)　エーテル
　　(d)　縮　合　　　(e)　付　加　　　(f)　開　環

問2　化合物Aの名称、および化合物A～Cの構造式を記しなさい。

問3　ニッケル存在下、高温、高圧で 52 g の化合物Aを水素と完全に反応させて、化合物D
　　を得た。このとき必要な水素の質量を有効数字２桁で求めなさい。

問4　問3の化合物Dの構造式を記しなさい。また、化合物Dの異性体のうち枝分かれのな
　　い鎖状のものの構造式を、幾何異性体（シス-トランス異性体）も含めてすべて、例に
　　ならって記しなさい。
　　（例）　-C-C=C-

問5　下線部の反応を化学反応式で記しなさい。

# 生　物

## 問　題

### Ａ　日　程

27年度

1　図1は遺伝子発現の流れを模式的に示したものである。下記の問に答えなさい。

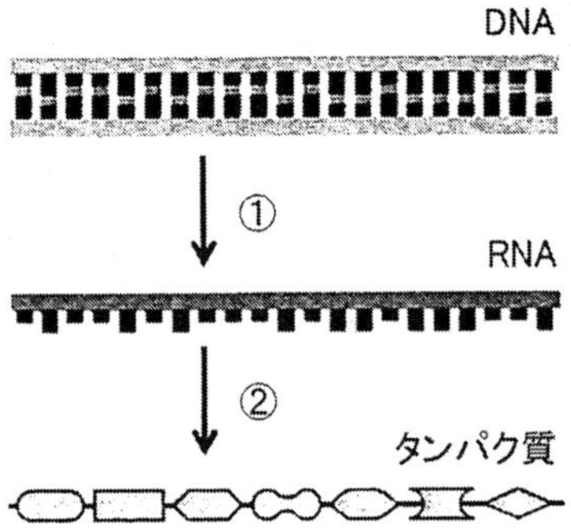

DNA

① 

RNA

②

タンパク質

図1

問1　図中の反応①と②の名称を記しなさい。

問2　遺伝情報の本体であるＤＮＡが存在する細胞小器官の名称を1つ記しなさい。

問3　ＤＮＡとＲＮＡを構成するリン酸と糖と塩基からなる物質の名称を記しなさい。

問4　ＤＮＡにのみ含まれてＲＮＡには含まれない塩基の名称を1つ記しなさい。

問5　ヒトのＤＮＡに含まれる全塩基のうちアデニンの割合は30.1%である。グアニンの割合は何%であるか求めなさい。

問6　図中のＲＮＡに該当するものを下記の(a)～(c)から1つ選び、記号を記しなさい。

(a) mRNA　　(b) rRNA　　(c) tRNA

問7　タンパク質を構成する物質の名称を記しなさい。また、その物質が何種類あるか記しなさい。

問8　タンパク質は上記の物質どうしが結合して合成される。その結合の名称を記しなさい。

問9　図中の反応②が起こる細胞内の構造体の名称を記しなさい。

問10　細胞内にあり細胞の形を維持したり変化させたりするはたらきをもつタンパク質として適するものを下記の(a)～(d)から1つ選び、記号を記しなさい。

(a) アクチン　　(b) コラーゲン　　(c) ヘモグロビン　　(d) フィブリン

2  以下の文を読み、下記の問に答えなさい。

多細胞生物においては、同じ形や機能を有する細胞が集まって組織を形成する。動物の組織は、①からだの表面をおおう組織、②細胞間の結合やからだの支持にあたる組織、③収縮能をもつ組織、④さまざまな情報を伝える組織の4つに大別される。さらに、いくつかの組織がまとまって器官および⑤器官系を形成し、それらが有機的につながって個体を形成する。

問1　下線部①～④の組織の名称を記しなさい。

問2　下線部①の組織について、おもに保護、分泌、吸収、感覚の役割をはたすのはどれか。下記の(a)～(d)から1つずつ選び、記号を記しなさい。

　　　(a) 小　腸　　(b) 網　膜　　(c) 汗　腺　　(d) 皮　膚

問3　図1は、下線部③の顕微鏡像の模式図である。

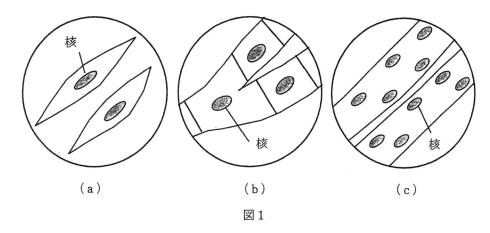

図1

1) 図1の(a)～(c)の細胞の名称を記しなさい。

2) 細胞に横じまが見られるのはどれか。図1の(a)～(c)からすべて選び、記号を記しなさい。

3) 腸の壁に見られるのはどれか。図1の(a)～(c)から1つ選び、記号を記しなさい。

問4　血液はどの組織に分類されるか。下線部①～④から1つ選び番号を記しなさい。

問5　下線部⑤の例として小腸などの消化に関わる消化系がある。消化系を構成する器官の名称を小腸以外で2つ記しなさい。

$\boxed{3}$ 以下の文を読み、下記の問に答えなさい。

　酵母菌は基質としてグルコースを使い、酸素分圧が低い条件では嫌気呼吸、高い条件では好気呼吸を行い、エネルギーを産生する。

　　嫌気呼吸：$C_6H_{12}O_6 \rightarrow 2CO_2 + 2C_2H_5OH + エネルギー \cdots ①$

　　好気呼吸：$C_6H_{12}O_6 + 6H_2O + 6O_2 \rightarrow 6CO_2 + 12H_2O + エネルギー \cdots ②$

問1　同じ量のグルコースを基質とした場合、嫌気呼吸①と好気呼吸②のどちらが多くのエネルギーを産生するか。その反応式の番号①または②を記しなさい。また、エネルギーに対応する分子の名称を記しなさい。

問2　嫌気呼吸①において1分子の二酸化炭素が生じたとする。この時と同じ量のグルコースを好気呼吸②において消費したとき、何分子の二酸化炭素を生じるか記しなさい。

問3　嫌気呼吸①の反応の名称を記しなさい。

問4　好気呼吸②の反応は、解糖系、クエン酸回路、電子伝達系の3つに分けられる。それぞれ細胞内のどこで行われるか記しなさい。

問5　解糖系、クエン酸回路、電子伝達系の特徴として適するものを下記の(a)～(d)からすべて選び、記号を記しなさい。

　(a) 酸素を必要としない。
　(b) 二酸化炭素を放出する。
　(c) エネルギーを産生する。
　(d) 酸素を消費し、水を生じる。

4  図1はチロキシンの分泌調節機構の模式図である。これについて、下記の問に答えなさい。ただし、図中の A と B は内分泌腺を示し、矢印（ア）と（イ）はホルモンの分泌を示す。

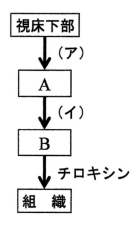

図1

問1  A と B にあてはまる内分泌腺の名称を記しなさい。

問2  チロキシンの血中濃度は、チロキシンが（ア）と（イ）の分泌量を変化させて調節される。そのしくみを何とよぶか。名称を記しなさい。

問3  チロキシンの血中濃度が高くなり過ぎたとき、（ア）と（イ）の分泌はどのように変化するか。下記の(a)～(e)から1つ選び、その記号を記しなさい。

(a)  （ア）と（イ）の分泌がともに増加する。
(b)  （ア）と（イ）の分泌がともに減少する。
(c)  （ア）の分泌が増加し、（イ）の分泌が減少する。
(d)  （ア）の分泌が減少し、（イ）の分泌が増加する。
(e)  （ア）の分泌は変化しないが、（イ）の分泌が増加する。

問4  チロキシンと同様に 視床下部 と A の働きによって分泌が調節されるホルモンはどれか。下記の(a)～(e)から1つ選び、その記号を記しなさい。

(a)  アドレナリン   (b)  インスリン   (c)  グルカゴン
(d)  コルチコイド   (e)  バソプレシン

問5　チロキシンの作用はどれか。下記の(a)〜(e)から2つ選び、その記号を記しなさい。

(a)　代謝を抑制する。

(b)　血糖を低下させる。

(c)　体温を上昇させる。

(d)　心臓の働きを抑制する。

(e)　両生類の変態を促進する。

# 英語

## 解答

### 27年度

福岡歯科大学 27年度 (22)

## 1
〔解答〕
1. (ウ)
2. ② 少なくとも大麦の場合、気候変動自体が、水不足に対処するための自衛的なメカニズムを大麦にももたらしている。
③ このガスの大気中の濃度は、ここ数十年でかなり増加し、これからさらに増加することが予想される。
⑥ 植物種の反応のしかたはしばしば大きく異なり、逆の反応を示すことさえあるので、非常に慎重に考えなければならない。
3. reach by the end of this century
4. driven

〔全訳〕
　干魃が突然急増したのは気候変動の主な結果のひとつであって、①特に作物に影響を与えている。しかし生物学者の Anabel Robredo は、②少なくとも大麦の場合、気候変動自体が、水不足に対処するための自衛的なメカニズムを大麦にもたらしていると認めている。気候変動は実は $CO_2$ 濃度がかなり増加している原因でもある。このガスが、逆説的ではあるが、この植物に干魃の影響を弱めることができるようなある性質を与えているのである。

　Robredo が分析しているのは大麦に起こっている影響で、気候変動によってもたらされた主な2つの結果が合わさって起こったものである。2つとは $CO_2$ 濃度の上昇と干魃である。この研究者が説明するように、「③このガスの大気中の濃度は、ここ数十年でかなり増加し、これからさらに増加することが予想される。だから私たちは、現在と同じ $CO_2$ 濃度の中で育っている大麦と、④今世紀末までに到達すると予想される2倍の $CO_2$ 濃度で栽培された大麦とを比較した。」この研究は、将来予測される $CO_2$ 環境も含め、ある $CO_2$ 環境の中で灌漑の不足に従いながらも回復していくという、この植物の能力も測ることができるように、干魃という負荷をしだいに高くしていきながら実施された。

　将来の $CO_2$ の状況下では、気候変動によって⑤促進される干魃の悪い影響は、このガスの現在の濃度と比べ、さらに先に延びるだろう。大麦の場合はそうである。だが、この結果は他の作物にも当てはめることができるのだろうか。研究者が指摘するように、ことはそれほど簡単ではない。つまり、「⑥植物種の反応のしかたはしばしば大きく異なり、逆の反応を示すことさえあるので、非常に慎重に考えなければならない。」「しかし私たちに言えることは、ほとんどの植物種は $CO_2$ 濃度の上昇と干魃という状況の中で、より効率的に水を使うようになるだろうということ、そして、もっとよく成長していくだろうということだ。」

## 2
〔解答〕
① ウ　② エ　③ イ　④ ア

〔正解を入れた英文の全訳〕
　どうして高層ビルが重力に抗してあんなに堂々と立っていることができるのだろうと、考えたことがあるだろうか。しかし、たとえば①地震によって生じるようなもっと激しい力の場合はどうだろう。よく設計されテストされたデザインが、適切な建材と組み合わされると、すべての種類の揺れや振動でも建物は無傷でいられる。

　マレーシアの首都クアラルンプールにあるかつて世界一だったペトロナスタワーは、驚くべき452メートルの高さで立っている。マレーシアは②しばしば地震活動に見舞われる地域にあるので、タワーは地震の時に受ける横揺れに耐えるように設計されなければならなかった。

　横揺れは、地震時、建物に最も大きいダメージを与える力である。その名前から想像されるように、この力は普通は③地面と平行方向に働く。横揺れに耐える力を持つように建物をデザインすることは、地震のダメージを防ぐためばかりでなく、風など他の横方向の力を避けるためにも有効である。技術者は「揺れテーブル」の上に建物のモデルを置くことで、どれくらいよく④建物が横方向の力に耐えるのかをテストすることができる。このテーブルは水平に動いて、地震によって作り出されるひずみを再現する。

## 3
〔解答〕
1. ウ　2. ア　3. イ　4. ウ　5. ア

〔英文の意味〕
1. さあ子供たち、ベッドに行く前に、床の上のおもちゃを全部片付けなさい。
2. 彼は交通ルールを無視しようとした。
3. あなたは次の会議には参加しなくてもいいです。
4. あなたは英語の表現をもっと覚えたほうがいいと思いますよ。
5. 夫と私は時々一緒に買い物に行く。

## 4
〔解答〕
1. エ　2. ウ　3. ア　4. イ　5. ウ

〔解説〕
1. be known for ～「～で知られている」
2. What do you say to ～ ing「～するのはどうですか」
3. catch the first train「始発電車に間に合う」
4. 主節が未来の時制のとき before で始まる従属節の中の動詞は現在形
5. What's wrong with you?「どうしたの?」

# 数　学

## 解答

27年度

### 1

〔解答〕

(問1)　$-2$　　(問2)　$\dfrac{55}{4}$　　(問3)　2, 16

(問4)　$4 < a < 18$

〔出題者が求めたポイント〕

$\log_c \dfrac{M}{N} = \log_c M - \log_c N$,　$\log_c M^r = r\log_c M$

問1, 問2　それぞれ, $\log_2 x$ の値を求めて代入する。

問3　$\log_2 x$ についての2次方程式を解く。

問4　$g(x) = f(x) - a$ とすると, $\alpha < x < \beta$ に1つの解
　　があるときは, $g(\alpha) \cdot g(\beta) < 0$

〔解答のプロセス〕

$f(x) = (\log_2 x)^2 - 5\log_2 x + 4$

問1　$\log_2 8 = \log_2 2^3 = 3$

　　$f(8) = 3^2 - 5 \cdot 3 + 4 = -2$

問2　$\log_2 \dfrac{\sqrt{2}}{4} = \log_2 \sqrt{2} - \log_2 4 = \dfrac{1}{2} - 2 = -\dfrac{3}{2}$

　　$f\left(\dfrac{\sqrt{2}}{4}\right) = \left(-\dfrac{3}{2}\right)^2 - 5\left(-\dfrac{3}{2}\right) + 4 = \dfrac{55}{4}$

問3　$(\log_2 x)^2 - 5\log_2 x + 4 = 0$

　　$(\log_2 x - 1)(\log_2 x - 4) = 0$

　　$\log_2 x = 1$ より $x = 2^1 = 2$

　　$\log_2 x = 4$ より $x = 2^4 = 16$

　　従って, $x = 2$, 16

問4　$(\log_2 x)^2 - 5\log_2 x + 4 = a$

　　$(\log_2 x)^2 - 5\log_2 x + 4 - a = 0$

　　$g(x) = (\log_2 x)^2 - 5\log_2 x + 4 - a$　とする。

　　$\log_2 \dfrac{1}{4} = \log_2 2^{-2} = -2$, $\log_2 1 = 0$

　　$g\left(\dfrac{1}{4}\right) = (-2)^2 - 5 \cdot (-2) + 4 - a = 18 - a$

　　$g(1) = 0^2 - 5 \cdot 0 + 4 - a = 4 - a$

　　$(18 - a)(4 - a) < 0$ より $(a - 18)(a - 4) < 0$

　　従って, $4 < a < 18$

### 2

〔解答〕

(問1)　$2\sqrt{2}$　　(問2)　$\dfrac{p}{4}$　　(問3)　$\dfrac{3p}{p^2 + 4}$

(問4)　$\tan\theta = \dfrac{3}{4}$, $p = 2$

〔出題者が求めたポイント〕

O は原点で, O(0, 0)

問1　$\mathrm{PB}^2 = \mathrm{OP}^2 + \mathrm{OB}^2$

問2　$\tan\alpha = \dfrac{\mathrm{OP}}{\mathrm{OA}}$

問3　$\angle\mathrm{PBO} = \angle\mathrm{PAB} + \angle\mathrm{APB}$

$\tan(\alpha + \beta) = \dfrac{\tan\alpha + \tan\beta}{1 - \tan\alpha\tan\beta}$

問4　$a > 0$, $b > 0$ のとき, $a + b \geqq 2\sqrt{ab}$
　　等号が成り立つのは, $a = b$ のとき。

〔解答のプロセス〕

問1　$\mathrm{PB}^2 = 1^2 + p^2$, $\mathrm{AB} = -1 - (-4) = 3$
　　よって, $1 + p^2 = 3^2$ より $p^2 = 8$
　　従って, $p = \sqrt{8} = 2\sqrt{2}$

問2　$\tan\alpha = \dfrac{\mathrm{OP}}{\mathrm{OA}} = \dfrac{p}{4}$

問3　$\tan(\alpha + \theta) = \dfrac{\mathrm{OP}}{\mathrm{OB}} = p$

　　よって, $p = \dfrac{\dfrac{p}{4} + \tan\theta}{1 - \dfrac{p}{4}\tan\theta}$

　　$p - \dfrac{p^2}{4}\tan\theta = \dfrac{p}{4} + \tan\theta$

　　$\left(1 + \dfrac{p^2}{4}\right)\tan\theta = \dfrac{3}{4}p$

　　$(4 + p^2)\tan\theta = 3p$　従って, $\tan\theta = \dfrac{3p}{4 + p^2}$

問4　$\tan\theta = \dfrac{3}{\dfrac{4}{p} + p}$

　　$p > 0$ より $\dfrac{4}{p} + p \geqq 2\sqrt{\dfrac{4}{p}p} = 4$

　　よって, $\tan\theta \leqq \dfrac{3}{4}$ $\left(\text{最大値は, } \dfrac{3}{4}\right)$

　　等号が成り立つのは, $\dfrac{4}{p} = p$

　　$p^2 = 4$ で $p > 0$ より $p = 2$

### 3

〔解答〕

(問1)　24　　(問2)　12

(問3)　$\dfrac{2}{35}$　　(問4)　$\dfrac{12}{35}$

〔出題者が求めたポイント〕

問1　1, 2, 3, 4 の中から3つを並べる順列。

問2　11 のところに, 赤, 白, 青の中から2つを並べ
　　る順列。2のところに, 白, 青のいずれかを置く。

問3　全体は, 7枚から3枚を並べる順列。

問4　$N$ が3の倍数ということは, 3つの数字の和が3
　　の倍数となるので, 7枚から3枚選んだ3つの数字の
　　和が3の倍数になればよい。
　　全体は, 7枚から3枚を選ぶ組み合せ。
　　3の倍数になる各場合について, $n$ 個の数字から $r$ 個

選ぶことを調べて，$_n C_r$ の積。

〔解答のプロセス〕

問1　1, 2, 3, 4 の中から 3 つを並べるので，
$_4 P_3 = 4 \times 3 \times 2 = 24$

問2　1 のところに赤，白，青の中から 2 つを並べて，2 のところには白，青のいずれかを並べる。
$_3 P_2 \cdot 2 = 3 \times 2 \times 2 = 12$

問3　全体は，$_7 P_3 = 7 \times 6 \times 5 = 210$

　　確率は，$\dfrac{12}{210} = \dfrac{2}{35}$

問4　選んだ 3 つの数字が 3 の倍数ならよい。
① 1 が 3 つのとき，$_3 C_3 = 1$
② 1 が 2 つと 4 のとき，$_3 C_2 \cdot _1 C_1 = 3$
③ 1 と 2 と 4 のとき，$_3 C_1 \cdot _1 C_1 \cdot _1 C_1 = 6$
④ 2 と 3 と 4 のとき，$_2 C_1 \cdot _1 C_1 \cdot _1 C_1 = 2$
全体は，$_7 C_3 = 35$

　　確率は，$\dfrac{1 + 3 + 6 + 2}{35} = \dfrac{12}{35}$

## 4

〔解答〕

(問1)　$y = 6x - 3$　　(問2)　$a = 8$, $b = -4$

(問3)　$\dfrac{4}{3}$　　(問4)　$28 - 16\sqrt{3}$

〔出題者が求めたポイント〕

問1　$y = f(x)$ の上の点 $(t, f(t))$ の接線の方程式は，
$y = f'(t)(x - t) + f(t)$

問2　$C_2$ が点 A を通る。$C_2$ の点 A の傾きが問 1 の $f'(1)$ と同じことより $a$, $b$ を求める。

問3　$y$ の値を $C_1$ から $C_2$ を引き，0 から 1 まで定積分する。

問4　$C_2$ と $x$ 軸の交点を求める。交点の小さい方を $\alpha$ とする。$C_2$ を $y = f(x)$ とすると，
問3の答 $- \displaystyle\int_0^\alpha (0 - f(x)) dx$

〔解答のプロセス〕

問1　$y' = 6x$, $x = 1$ のとき，$y' = 6$
$y = 6(x - 1) + 3 = 6x - 3$

問2　$y' = -2x + a$
$x = 1$ のとき，$y' = 6$ より　$-2 + a = 6$
$(1, 3)$ を通る。　$-1 + a + b = 3$
2 式より，$a = 8$, $b = -4$

問3　$C_1 : y = 3x^2$. $C_2 : y = -x^2 + 8x - 4$
$3x^2 - (-x^2 + 8x - 4) = 4x^2 - 8x + 4$
$\displaystyle\int_0^1 (4x^2 - 8x + 4) dx = \left[ \dfrac{4}{3} x^3 - 4x^2 + 4x \right]_0^1$
$= \dfrac{4}{3} - 4 + 4 = \dfrac{4}{3}$

問4　$-x^2 + 8x - 4 = 0$ より　$x^2 - 8x + 4 = 0$
$x = 4 \pm \sqrt{16 - 4} = 4 \pm 2\sqrt{3}$
$0 < x < 1$ なのは，$x = 4 - 2\sqrt{3}$
$0 - (-x^2 + 8x - 4) = x^2 - 8x + 4$

$S = \displaystyle\int_0^{4 - 2\sqrt{3}} (x^2 - 8x + 4) dx$　とする。

$S = \left[ \dfrac{1}{3} x^3 - 4x^2 + 4x \right]_0^{4 - 2\sqrt{3}}$

$= \dfrac{1}{3} (4 - 2\sqrt{3})^3 - 4(4 - 2\sqrt{3})^2 + 4(4 - 2\sqrt{3})$

$4 - 2\sqrt{3} = 2(2 - \sqrt{3})$

$(4 - 2\sqrt{3})^2 = 4(2 - \sqrt{3})^2 = 4(7 - 4\sqrt{3})$
$= 28 - 16\sqrt{3}$

$(4 - 2\sqrt{3})^2 = 4(7 - 4\sqrt{3}) \cdot 2(2 - \sqrt{3})$
$= 8(14 - 15\sqrt{3} + 12)$
$= 208 - 120\sqrt{3}$

$S = \dfrac{208 - 120\sqrt{3}}{3} - 4(28 - 16\sqrt{3}) + 16 - 8\sqrt{3}$

$= \dfrac{1}{3} (208 - 120\sqrt{3} - 336 + 192\sqrt{3} + 48 - 24\sqrt{3})$

$= \dfrac{1}{3} (-80 + 48\sqrt{3})$

従って，求める面積は，

$\dfrac{4}{3} - \dfrac{1}{3} (-80 + 48\sqrt{3}) = \dfrac{84 - 48\sqrt{3}}{3}$
$= 28 - 16\sqrt{3}$

# 物　理

## 解答　27年度

【A日程】

### 1

**(1)〔解答〕**

問1　44.1m　　問2　8.4m/s　　問3　29.4m/s

問4　2.0s

**〔出題者が求めたポイント〕**

(1) 鉛直投げ上げと運動方程式

**〔解答へのプロセス〕**

問1　$h = \dfrac{v^2}{2g}$

問2　$v^2 - 9.8^2 = -2 \times 9.8 \times 1.3$　　$v = 8.4r/s$

問3　$v^2 - 9.8^2 = -2 \times 9.8 \times (-39.2)$　　$v = 29.4r/s$

問4　$\dfrac{h}{2} = \dfrac{1}{2}gt^2$　　$t = 2.0s$

**(2)〔解答〕**

問1　$mg$　　　　問2　$m > \mu M$

問3　Ⓐ $T - \mu Mg = M\alpha$　　Ⓑ $mg - T = m\alpha$

問4　$\alpha = \dfrac{(m - \mu M)g}{m + M}$　　$T = \dfrac{(1 - M')mMg}{m + M}$

**〔解答へのプロセス〕**

問2　Ⓐ $T - \mu Mg = 0$　　Ⓑ $mg - T > 0$

### 2

**〔解答〕**

(1) 問1　$mgh$

問2　$v_o = \sqrt{\dfrac{2Mgh}{m + M}}$　　　$v_o = -m\sqrt{\dfrac{2gh}{M(M + m)}}$

問3　$e\sqrt{\dfrac{2Mgh}{m + M}}$

(2) 問1　$\dfrac{Q^2 d}{2\varepsilon_0 s}$　　問2　$\dfrac{Q^2 \Delta d}{2\varepsilon_0 s}$　　問3　$\dfrac{Q^2}{2\varepsilon_0 s}$

**〔出題者が求めたポイント〕**

運動量保存，力学的エネルギー保存，
コンデンサー間の引力

**〔解答へのプロセス〕**

(1) 問2　運動量保存　$mv_0 + MV_0 = 0$

　　力学的エネルギー保存

$$mgh = \dfrac{1}{2}mv_0{}^2 + \dfrac{1}{2}MV_0{}^2$$

問3　$v' = -ev_o = -e\sqrt{\dfrac{2Mgh}{m + M}}$

　　速さは $e\sqrt{\dfrac{2Mgh}{m + M}}$

(2) 問1　$C = \varepsilon_0 \dfrac{s}{d}$　　$U = \dfrac{Q^2}{2c} = \dfrac{Q^2 d}{2\varepsilon_0 s'}$

問2　$U' = \dfrac{Q^2(d + \Delta dl)}{2\varepsilon_0 s'}$　　$U' - U = \dfrac{Q^2 {}_, d}{2\varepsilon_0 s'}$

問3　$U' - U = F \cdot \Delta d$　より　$F = \dfrac{Q^2}{2\varepsilon_0 s'}$

### 3

**〔解答〕**

(1) ㋐十渉　㋑定常波　㋒$0.80m$　㋓$0.80m$

　　㋔$352m/s$　㋕遅く　㋖上方

(2) ㋗$\dfrac{V_2}{V_1}n_1$　㋘$n_2 - 2n_1$　㋙$\dfrac{3n_2}{n_2 - 2n_1}T$

**〔出題者が求めたポイント〕**

気柱の共鳴　気体・混合　状態方程式

**〔解答のヘアプローチ〕**

(ウ)　$\lambda = 2 \times 40.0 = 80.0cm$

(オ)　$V = f\lambda = 440 \times 0.80 = 352r/s$

(カ)　温度が下がると音速は遅くなる

(キ)　$\lambda = \dfrac{v}{f}$　より　$V$ が小さくなれば $\lambda$ も小さくなる

(ク)　左力を $P_1$ 気体定数を $R$ とすれば，ⅠとⅡの状態方
　　程式は $P \cdot V_1 = n_1 RT_0$, $P \cdot V_2 = n_2 RT_0$　だから

$$\dfrac{V_2}{V_1} = \dfrac{n_2}{n_1}$$ が成り立つ

(ケ)　物質量は保存される　$n_1 + n_2 = 3n_1 - n_2{}'$

(コ)　状態方程式　$P' \cdot V_1 = 3n_1 RT_0$,
　　$P' \cdot V_2 = (n_2 - 2n_1)RT_2$　より　$P'$ を消去し，

$$\dfrac{V_2}{V_1} = \dfrac{n_2}{n_1}$$ を用いれば，$T_2 = \dfrac{3n_e}{n_1 - 2n_2}T_0$

### 4

**〔解答〕**

問1　$\alpha$ 崩壊　　問2　(b)(g)　　問3　$37.5g$　　問4　(b)

**〔出題者が求めたポイント〕**

原子核の崩壊・半減期

**〔解答へのプロセス〕**

問1　$226 - 222 = 4$　　$88 - 86 = 2$　より　$\alpha$ の崩壊

問2　$\alpha$ の崩壊は $^4_2 He$ の原子核が出てくる

問3　$\dfrac{6400}{1600} = 4$　　$600 \times \left(\dfrac{1}{2}\right)^4 = 37.5g$

問4　原子数は正に帯電している

# 化　学

## 解答

**27年度**

### ❶

〔解答〕

(1) 問1. 炎色反応　　問2. c　　(2) d

(3) 問1. 40 g　　問2. d　　問3. 29%

　　問4. 1)再結晶　　2) $2.5 \times 10^2$ g　　3) 35 g

〔出題者が求めたポイント〕

硫酸銅(Ⅱ)の性質，溶解と結晶析出量。

〔解法のプロセス〕

(1) 問2.　炎色反応の色は銅もバリウムも緑に近いが，銅は青緑色，バリウムは黄緑色である。

(2)　$Cu^{2+}$ と $SO_4^{2-}$ がイオン結合をしている。

(3)　問1. 図より 60 ℃ の $CuSO_4$ の溶解度は 40 g/ 水 100 g である。

問2. 水溶液中の銅(Ⅱ)イオンは水和して $[Cu(H_2O)_4]^{2+}$ になっていて，青色である。五水和物中でも水和しているので青色であるが，無水物 $CuSO_4$ 中では水がなく無色である。

問3. $\dfrac{溶質の質量}{溶液の質量} \times 100 = \dfrac{40\ g}{100\ g + 40\ g} \times 100$

$$\fallingdotseq 29\%$$

問4. 1)不純物は溶液中に残り，純粋な結晶が得られる。

2) $64 + 32 + 16 \times 4 + (1 \times 2 + 16) \times 5 = 250$

3) $CuSO_4 \cdot 5H_2O$ の結晶が $x$〔g〕析出したとき，結晶中の $CuSO_4$ は $\dfrac{160}{250}x$〔g〕である。20 ℃ の $CuSO_4$ の溶解度は図より 20 g/水 100 g であるから，結晶析出後の 20 ℃ の飽和水溶液について

$$\frac{溶質の質量}{溶液の質量} = \frac{40\ g - \dfrac{160}{250}x\ 〔g〕}{140\ g - x〔g〕} = \frac{20\ g}{100\ g + 20\ g}$$

$$x \fallingdotseq 35\ 〔g〕$$

### ❷

〔解答〕

問1. メスフラスコ　　問2. c

問3. $H_2C_2O_4 + 2NaOH \longrightarrow Na_2C_2O_4 + 2H_2O$

問4. 0.0500 mol/L　　問5. 0.060 mol/L

問6. 0.70 mol/L　　問7. 4.2 %

問8. ①潮解性である。　　②二酸化炭素と反応する。

〔出題者が求めたポイント〕

水酸化ナトリウム水溶液と食酢の濃度の滴定。

〔解法のプロセス〕

問1.　溶液の調製に用いる器具はメスフラスコである。なお一定量の溶液の採取にはホールピペット，溶液の滴下にはビュレット，反応容器にはコニカルビーカーを用いる。

問2.　弱酸(シュウ酸)と強塩基(水酸化ナトリウム)の中和であるから，中和点では塩(シュウ酸ナトリウム)が加水分解して弱塩基性を示す。したがって変色域が弱塩基性であるフェノールフタレインを用いる。

変色域は，フェノールフタレイン：8.0 ～ 9.8，メチルレッド：4.2 ～ 6.2，メチルオレンジ：3.1 ～ 4.4

問3.　シュウ酸 $H_2C_2O_4$ は 2 価の酸であるから，シュウ酸 1 mol は水酸化ナトリウム 2 mol と反応する。

問4.　シュウ酸二水和物の式量は 126 であるから，1.26 g は $\dfrac{1.26\ g}{126\ g/mol} = 0.0100\ mol$　これを 200 mL の水溶液にしたから　$\dfrac{0.0100\ mol}{200 \times 10^{-3}\ L} = 0.0500\ mol/L$

問5.　中和の公式　酸の物質量×価数＝塩基の物質量×価数　より

$$0.0500\ mol/L \times \frac{10}{1000}L \times 2$$

$$= x〔mol/L〕 \times \frac{16.6}{1000}L \times 1$$

$$x = 0.0602 \fallingdotseq 0.060\ 〔mol/L〕$$

問6.　中和の公式より

$$y〔mol/L〕 \times \frac{1.0}{1000}L \times 1$$

$$= 0.0602\ mol/L \times \frac{11.6}{1000}L \times 1$$

$$y = 0.698 \fallingdotseq 0.70\ 〔mol/L〕$$

問7.　食酢 1 L 中に $CH_3COOH_3$(分子量 60)が 0.698 mol 含まれているから

$$\frac{溶質の質量}{溶液の質量} \times 100 = \frac{60\ g/mol \times 0.698\ mol}{1.0\ g/cm^3 \times 1000\ mL} \times 100$$

$$\fallingdotseq 4.2\%$$

問8.　水酸化ナトリウムは空気中の水分を吸って溶け(潮解)，空気中の二酸化炭素と反応するので，正確な質量を求めることができない。そのためおよその質量を測って水溶液をつくり，正確に秤量できるシュウ酸二水和物を用いて酸の標準液をつくり，中和滴定により水酸化ナトリウムの正確な濃度を求めるのである。

## ❸

### 〔解答〕

問1. ㈠ e ㈡ d ㈢ a

問2. Aの名称：スチレン

Bの名称：アジピン酸

Cの名称：ヘキサメチレンジアミン

構造式　A：⬡-CH=CH₂

B：HO-C-CH₂-CH₂-CH₂-CH₂-C-OH
　　　　 ‖　　　　　　　　　　　　 ‖
　　　　 O　　　　　　　　　　　　 O

C：H　　　　　　　　　　　　　　　　　 H
　　 ＼N-CH₂-CH₂-CH₂-CH₂-CH₂-CH₂-N＜
　　 H　　　　　　　　　　　　　　　　　 H

問3. 4.0 g

問4.

Dの構造式：

H₂C⟨CH₂-CH₂ / CH₂-CH₂⟩CH-CH₂-CH₃

Dの異性体 -C=C-C-C-C-C-C-

-C-C=C-C-C-C-C-

-C-C=C-C-C-C-C- (二つ目)

-C-C-C=C-C-C-C-

-C-C-C=C-C-C-C- (二つ目)

-C-C-C-C=C-C-C-

問5.

⬡-NH₂ + (CH₃-CO)₂O

⟶ ⬡-NH-CO-CH₃ + CH₃-COOH

### 〔出題者が求めたポイント〕

有機物の構造推定。

### 〔解法のプロセス〕

問1, 2. (i) $\dfrac{92.3}{12} : \dfrac{7.7}{1.0} = 7.69 : 7.7 = 1 : 1$

組成式 CH（式量 13）

$\dfrac{104}{13} = 8$　　分子式 $C_8H_8$

ベンゼン環があるから

$C_8H_8 = C_6H_5\text{-}C_2H_3 = $ ⬡-CH=CH₂ スチレン

化合物 A 52 g は $\dfrac{52\ g}{104\ g/mol} = 0.50$ mol

臭素 80 g は $\dfrac{80\ g}{160\ g/mol} = 0.50$ mol

このことはスチレンが C=C を1個もつことと合致する。

スチレンは C=C をもつため，付加重合により高分子化合物のポリスチレンをつくる

$n$ (CH=CH₂-⬡) ⟶ [CH-CH₂ (⬡)]ₙ

(ii) カルボキシ基とアミノ基は脱水縮合してアミド結合 -CO-NH- をつくって結合する。よってジカルボン酸とジアミンは縮合重合により高分子化合物をつくる。化合物 B は HOOC-(CH₂)₄-COOH アジピン酸，化合物 C は H₂N-(CH₂)₆-NH₂ ヘキサメチレンジアミン，縮合重合生成物はポリアミドのナイロン 66 である。

$n$ HOOC-(CH₂)₄-COOH + $n$ H₂N-(CH₂)₆-NH₂

⟶ [OC-(CH₂)₄-CO-NH-(CH₂)₆-NH]ₙ + 2$n$ H₂O

問3. Ni を触媒として H₂ を反応させると，ベンゼン環はシクロヘキサン環になる。

⬡-CH=CH₂ + 4H₂ ⟶ ⬡-CH₂-CH₃

スチレン 1 mol と水素 4 mol が反応するから

$2.0\ g/mol \times \dfrac{52\ g}{104\ g/mol} \times 4 = 4.0$ g

問4. D の分子式は $C_8H_{16}$ 鎖状の異性体はアルケンで，直鎖であるからオクタンに C=C が1個入ったもの（オクテン）を考えればよい。2-オクテン，3-オクテン，4-オクテンには幾何異性体があることに留意する。

問5. アセトアニリド ⬡-CH=CH₂ と酢酸が生じる。

# 生　物

## 解答

**27年度**

### 1

〔解答〕

問1. ① 転写　② 翻訳
問2. 核　（ミトコンドリア，葉緑体も可）
問3. ヌクレオチド
問4. チミン
問5. 19.9%
問6. a
問7. 名称：アミノ酸　何種類あるか：20種類
問8. ペプチド結合
問9. リボソーム
問10. a

〔出題者が求めたポイント〕

　セントラルドグマに関わる基本的な学習事項を中心とした知識確認型の設問である。

問1. DNA から mRNA がつくられる過程を「転写」，mRNA の塩基配列を元にアミノ酸を結合してタンパク質を合成する過程を「翻訳」という。

問2. DNA のほとんどが核にあるが，ミトコンドリアや葉緑体にも含まれる。

問4. DNA を構成する塩基には A（アデニン），T（チミン），G（グアニン），C（シトシン）の4種類があり，RNA を構成する塩基には A，U（ウラシル），G，C の4種類がある。DNA にあって RNA にない塩基はチミンである。

問5. DNA を構成する塩基は，相補的な関係にある塩基数がほぼ等しく，A＝T，C＝G の関係にある。また，その割合は，A＋T＋G＋C＝1　になる。つまり A＋G＝0.5　が成り立つ。したがって，A＝30.1% のときは，G＝19.9%　となる。

問7. アミノ酸の種類は多いが，タンパク質を構成するアミノ酸は20種類である。

問8. たくさんのアミノ酸がペプチド結合によって長くつながって，タンパク質が形成されている。

問9. 翻訳はリボソームで行われる。

問10. アクチンが重合してできるアクチンフィラメントは細胞膜直下に分布し，細胞形態の保持や原形質流動，アメーバ運動に関与する。またアクチンはミオシンと共に筋肉の主要な成分であり，筋収縮を行う物質である。

### 2

〔解答〕

問1. ① 上皮組織　② 結合組織　③ 筋組織
　④ 神経組織
問2. 保護：d　分泌：c　吸収：a　感覚：b
問3. 1)(a) 平滑筋（内臓筋）　(b) 心筋
　(c)骨格筋
　2) b・c
　3) a
問4. ②
問5. 胃・大腸・肝臓・すい臓などより2つ

〔出題者が求めたポイント〕

　動物の組織全般に関する基本的な学習事項に関する知識確認型の設問である。組織の分類は，発生とは直接関わりが無く，構造上の共通点などにより4つの組織に区別されている。

問1・4. ①上皮組織：上皮細胞が密着して層をつくり，体の外表面，消化管・血管などの内表面をおおう。体表面の保護，分泌・吸収，刺激の受容などを行う。
　②結合組織：細胞が散在し，間を細胞間物質で満たしている。細胞間物質により，骨，軟骨，血液など様々である。体の支持，組織の結合などを行う。
　③筋組織：収縮性のタンパク質に富む筋細胞からなる。体や内臓の運動を行う。
　④神経細胞と神経細胞を保護・支持する細胞からなる。刺激・興奮の伝達を行う。

問2. 上皮組織は役割に応じて，保護上皮（皮膚など），分泌上皮（汗腺など），吸収上皮（小腸の粘膜など），感覚上皮（網膜など）に区別される。

問3. 単核で紡錘形の筋細胞を平滑筋という。平滑筋は腸などの内臓の運動に欠かせない。横じま（横紋）を有する横紋筋には，心臓を構成する心筋といわゆる筋肉と称する骨格筋がある。心筋は単核で細胞が分岐してつながり，骨格筋は多核で長い細胞である。

### 3

〔解答〕

問1. 反応式：②　エネルギーに対応する分子名：ATP
問2. 3分子
問3. アルコール発酵
問4. 解糖系：細胞質基質
　クエン酸回路：ミトコンドリアのマトリックス
　電子伝達系：ミトコンドリアのクリステ（内膜）
問5. 解糖系：a・c
　クエン酸回路：a・b・c
　電子伝達系：c・d

〔出題者が求めたポイント〕

　呼吸に関する基本的学習事項に対する知識確認型の設問である。好気呼吸は呼吸として，嫌気呼吸は発酵として学習している内容である。

問1・3. 理論上，呼吸（好気呼吸）で発生したエネルギーにより，グルコース1分子あたり38分子の ATP を生成する。発酵（嫌気呼吸）ではグルコース1分子あたり，2分子の ATP である。呼吸（好気呼吸）の方がはるかに多くのエネルギーが得られる。問題文の嫌気呼吸の反応式は，具体的にはアルコール発酵である。

問2. 嫌気呼吸の反応式で，グルコース1分子あたり2

分子の二酸化炭素が発生している。したがって，嫌気呼吸で二酸化炭素1分子を生じるのに必要なグルコースは0.5分子である。好気呼吸では1分子のグルコースから6分子の二酸化炭素を生じるから，0.5分子のグルコースから生じる二酸化炭素は3分子となる。

問5. 呼吸によるグルコースの酸化分解の過程を簡単にまとめると，次のように示せる。酸素が必要か，二酸化炭素を発生するか，エネルギーを発生するか，酸素を消費し，水を生じるか，一目瞭然である。

解糖系　　　　$C_6H_{12}O_6$
$$\longrightarrow 2C_3H_4O_3 + 4[H] + 2ATP\cdots\cdots(1)$$

クエン酸回路　$2C_3H_4O_3 + 6H_2O$
$$\longrightarrow 6CO_2 + 20[H] + 2ATP\cdots\cdots(2)$$

電子伝達系　　$24[H] + 6O_2$
$$\longrightarrow 12H_2O + 34ATP\cdots\cdots(3)$$

(1) + (2) + (3) $C_6H_{12}O_6 + 6O_2 + 6H_2O \longrightarrow 6CO_2 +$
$12H_2O + 38ATP$

# 4

〔解答〕

問1. A：脳下垂体前葉　　　B：甲状腺

問2. フィードバックシステム

問3. b

問4. d

問5. c・e

〔出題者が求めたポイント〕

　チロキシンのフィードバックシステムによる分泌調節のしくみに関する設問である。設問の空欄を埋めると次のようになる。

　　　視床下部
　　　　↓　　(ア)甲状腺刺激ホルモン放出ホルモン
　　脳下垂体前葉
　　　　↓　　(イ)甲状腺刺激ホルモン
　　　甲状腺
　　　　↓　　チロキシン
　　　組　織

問3. チロキシンの血中濃度が高くなりすぎたときには，チロキシンの分泌を抑制するために，視床下部からの甲状腺刺激ホルモン放出ホモンの分泌量を減少させ，甲状腺刺激ホルモンの分泌量を抑える。また，チロキシンの血中濃度の増加は，脳下垂体に直接作用し，甲状腺刺激ホルモンの分泌を抑制する。

問4. コルチコイドの分泌は下図のように示せる。

　　　視床下部
　　　　↓　　副腎皮質刺激ホルモン放出ホルモン
　　脳下垂体前葉
　　　　↓　　副腎皮質刺激ホルモン
　　　副腎皮質
　　　　↓　　糖質コルチコイド・鉱質コルチコイド
　　　組　織

問5. チロキシンは代謝の活性化を促す。バセドウ病はチロキシンの過剰分泌により代謝が活性化されること

による。その症状として，多汗や動悸(拍動の促進)などが見られる。この他の働きとして，換羽(鳥類)，変態(両生類)・脱皮(爬虫類)などが上げられる。

平成26年度

問 題 と 解 答

平成26年度

# 英 語

## 問 題

### Ａ 日 程

26年度

1　次の文章を読んで、各問に答えなさい。

　　　　Darwin's Theory of Evolution is the widely held notion that all life is related and has descended from a common ancestor: the birds and the bananas, the fishes and the flowers — all related. Darwin's general theory presumes the development of life from non-life and stresses a purely naturalistic (undirected) "descent with *modification". That is, complex creatures evolve from more simplistic ancestors naturally over time. ①In a nutshell, as random genetic mutations occur within an organism's genetic code, the beneficial mutations are preserved because they aid survival — a process known as "natural selection." These beneficial mutations ② to / generation / passed / the / are / on / next . Over time, beneficial mutations accumulate and the result is an entirely different organism (not just a variation of the original, but an entirely different creature).

　　　　While Darwin's Theory of Evolution is a relatively young archetype, the evolutionary worldview itself is as old as antiquity. Ancient Greek philosophers such as Anaximander *postulated the development of life from non-life and the evolutionary descent of man from animal. Darwin simply 　③　 something new to the old philosophy — a plausible mechanism called "natural selection." Natural selection acts to preserve and accumulate minor advantageous genetic mutations. Suppose a member of a species developed a functional advantage (it grew wings and learned to fly). Its offspring would inherit that advantage and pass it on to their offspring. 　④　 (disadvantaged) members of the same species would gradually die out, leaving only 　⑤　 (advantaged) members of the species.

　　　　Darwin's Theory of Evolution is a slow gradual process. Darwin wrote, "⑥Natural selection acts only by taking advantage of slight successive variations; she can never take a great and sudden leap, but must advance by short and sure, though slow steps." Thus, Darwin *conceded that, "If it could be demonstrated that any complex organ existed, which could not possibly have been formed by numerous, successive, slight modifications, my theory would absolutely break down." Such a complex organ would be known as an "*irreducibly complex system". ⑦An irreducibly complex system is one composed of multiple parts, all of which are necessary for the system to function. If even one part is missing, the entire system will fail to function. Every individual part is integral.

(Adapted from http://www.darwins-theory-of-evolution.com/)

〔注〕 *modification = 修正、変形　　　　　*postulate = 仮定する

　　　*concede = （〜ということを）認める　　　*irreducibly = それ以上単純化できないほどに

1．下線部①の意味として最も適切なものを（ア）〜（エ）から1つ選びなさい。

     （ア）結論を言えば       （イ）文字通りに言えば

     （ウ）反対から言えば    （エ）手短に言えば

2．下線部②のそれぞれの語を適切な文になるように並べ替えなさい。

3．下線部③に入る最も適切な語を（ア）〜（エ）から1つ選びなさい。

     （ア）withdrew       （イ）brought

     （ウ）forsook         （エ）outgrew

4．下線部④と⑤に入る語の組み合わせとして最も適切なものを（ア）〜（エ）から1つ選びなさい。

     （ア）④ The inferior   ——   ⑤ the superior

     （イ）④ The more     ——   ⑤ the less

     （ウ）④ The higher   ——   ⑤ the lower

     （エ）④ The better   ——   ⑤ the fewer

5．下線部⑥と⑦を日本語に訳しなさい。

2 次の文章中の①〜⑤に最もあてはまるものを下記の（ア）〜（オ）から１つ
ずつ選び、その記号を書きなさい。


Clouds are made of drops of water or ice. When the wind picks up water from the ocean or from the land on Earth, (  ①  ) the sky. If there's a lot of water drops together, most of the sunlight that hits the cloud reflects off the water or ice and comes to your eye, where it looks white. In a thick cloud, (  ②  ) all directions instead of reflecting it, and the cloud can look gray or black.

Clouds can happen at any height above the ground. Sometimes (  ③  ) the ground —— we call that fog. If you go up to the top of a mountain or in an airplane, you will be above most of the clouds. After it rains, the clouds disappear, because (  ④  ) to Earth again.

On Earth, there are four main types of clouds: cumulus clouds, stratus clouds, cirrus clouds, and nimbus clouds

On other planets, (  ⑤  ) water. Venus is covered by thick clouds, but the clouds there are made of drops of sulphuric acid, chlorine, and fluorine, and would be poisonous to you.


(Adapted from http://scienceforkids.kidipede.com/physics/weather/clouds.htm)


（ア）the water drops scatter the light in

（イ）the water they were made of has all come back down

（ウ）it can carry the water up into

（エ）there can be clouds made of other things than

（オ）clouds are actually touching

3 次の下線部の意味に最も合う語句を（ア）〜（エ）から1つ選び、その記号を書きなさい。

1. They will persevere to achieve the goal <u>regardless of</u> past failures.

    （ア）by guilty with     （イ）from dependence in
    （ウ）in spite of     （エ）on demand at

2. He managed to cross the stream <u>by means of</u> a log.

    （ア）in line with     （イ）with the help of
    （ウ）to the point upon     （エ）at the mercy of

3. <u>The moment</u> the outdoor concert started, it began to rain.

    （ア）In order that     （イ）Unless when
    （ウ）Whether or not     （エ）As soon as

4. My cousin saved his money <u>with a view to</u> being able to buy a new house someday.

    （ア）in the long run at     （イ）with the expectation of
    （ウ）at any rate from     （エ）on the contrary with

5. I met one of my old friends <u>by chance</u> on a plane.

    （ア）accidentally     （イ）profitably
    （ウ）urgently     （エ）assuredly

4 日本文に合うように（ ）に入る適切な語句を（ア）～（エ）から1つ選び、その記号を書きなさい。

1. 母と私は日曜日にはよく買い物に行ったものだ。
   Mother and I (          ) on Sunday.

   （ア）would often go shopping　　（イ）often would go purchase
   （ウ）got used to buying clothes　（エ）used often go shopping

2. 彼は「そんなばかげたことをするくらいなら死んだ方がましだ」と言った。
   He said, "I (          ) do such a stupid thing."

   （ア）should die much than　　（イ）could rather than do to
   （ウ）would rather die than　（エ）ought most to die than

3. 君のコンピューターは僕のと同じだ。
   Your computer is (          ).

   （ア）much like off what I have　　（イ）the same as mine
   （ウ）the same that off mine　　　（エ）the similar one with me

4. ある男の人が手を振りながら私の方へ走ってきた。
   A man came running toward me, (          ).

   （ア）shaking me with his hand　　（イ）on his swinging hand
   （ウ）giving me his favorable hand　（エ）waving his hand

5. 私は結局そのパーティに参加しないことにした。
   I decided (          ).

   （ア）to have no will for the party at large
   （イ）not to attend the party after all
   （ウ）never to attend the party above all
   （エ）to be not in the party all the time

# 数　学

## 問題

**A　日　程**

26年度

**1** 以下の式を計算しなさい。

問 1　$\dfrac{\sqrt{3}}{2-\sqrt{3}} - \dfrac{2}{\sqrt{3}-\sqrt{2}}$

問 2　$(3^{n-1} + 3^{-n-1})^2 - (3^{n-1} - 3^{-n-1})^2$

問 3　$\log_{16} 81 + \log_2 \dfrac{8}{3}$

問 4　$(\cos 15° + \sin 15°)^2$

$\boxed{2}$ $f(x) = x^3 - 6x^2 + 6x - 5$ とするとき、以下の問に答えなさい。

問1 多項式 $f(x)$ を $x^2 - 4x + 2$ で割ったときの商と余りを求めなさい。

問2 関数 $f(x)$ の極大値と、そのときの $x$ の値を求めなさい。

問3 不等式 $f(x) \geqq 0$ を解きなさい。

問4 $n$ を自然数とし、$p$ を素数とする。
$f(n) = p$ を満たす $n$ が存在するとき、$p$ を求めなさい。

3 $0° < \theta < 90°$ のとき、$x = \tan\theta + \dfrac{9}{\tan\theta}$ とする。このとき、以下の問に答えなさい。

問1  $\theta = 60°$ のとき、$x$ の値を求めなさい。

問2  $x$ の最小値とそのときの $\tan\theta$ の値を求めなさい。

問3  $\tan^2\theta + \dfrac{81}{\tan^2\theta}$ を $x$ を用いて表しなさい。

問4  $a$ を定数とする。

$0° < \theta < 90°$ の範囲で定義された関数 $y = \tan^2\theta + \dfrac{81}{\tan^2\theta} - a\left(\tan\theta + \dfrac{9}{\tan\theta}\right)$ が

$\theta = 45°$ で最小値をとるとき、$a$ の値を求めなさい。

$\boxed{4}$ 座標平面上の放物線 $y = \dfrac{1}{4}x^2$ を $C_1$ とし、$C_1$ 上の点 A $(2,\ 1)$ における $C_1$ の接線を $l$ とする。また、$l$ と $y$ 軸の交点を B とし、点 B が中心で点 A を通る円を $C_2$ とする。放物線 $C_1$ と円 $C_2$ で囲まれた 2 つの図形のうち、点 B を含まない図形を $D$ とするとき以下の問に答えなさい。

問1　接線 $l$ の方程式を求めなさい。

問2　円 $C_2$ の方程式を求めなさい。

問3　点 A における円 $C_2$ の接線の方程式を求めなさい。

問4　図形 $D$ の面積を求めなさい。

# 物理

## 問題　A 日程

26年度

**1** 図1のように質量 $m$、長さ$L$で太さと密度が一様な棒の一端Aを静止摩擦係数を$\mu$の鉛直な粗い壁に垂直に押しあて、∠ABCが$\theta$となるように点Bと点Cを糸で結んだ。重力加速度を$g$として以下の問に答えなさい。

問1　点Aでの壁の垂直抗力を$N$、点Bでの糸の張力を$T$とした場合、水平方向および垂直方向における力の釣り合いの式をそれぞれ書きなさい。

問2　点Aのまわりのモーメントの釣り合いを表す式を書きなさい。

問3　$N$および$T$を求めなさい。

問4　棒がA点で滑り落ちず水平を保つために静止摩擦係数が満たすべき条件を求めなさい。

問5　図2に示すように壁から$L/3$の位置のところで棒の上に質量$M$のおもりを置いた。点Aでの壁の垂直抗力を$N'$、点Bでの糸の張力を$T'$とした場合に、$N'$および$T'$を求めなさい。

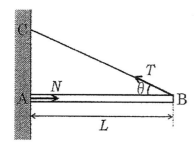

図1

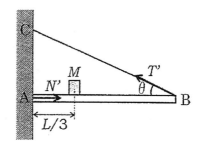

図2

2  以下の文中の（ ア ）～（ コ ）にあてはまる適切な語句または式を答えなさい。
ただし、救急車の速度を $v$ [m/s]、サイレンの振動数を $f$ [Hz]、波長を $\lambda$ [m]、空気中の音速を $V$ [m/s] とし、$v<V$ とする。また観測者は P の位置に静止しているものとする。

図1-(a)のように救急車がサイレンを鳴らしながら直線上を観測者の方へ向かってくる。このとき、観測者には静止しているときに聞こえるサイレンの音に比べて、より（ ア ）聞こえる。このような現象を音波の（ イ ）という。

救急車が最初 A の位置にあり、1秒後に B の位置にきたとする。この間に救急車は（ ウ ）個の波を出しながら（ エ ）[m] だけ P の方へ向かって進む。救急車が進む前方では（ オ ）[m] の距離に（ カ ）個の波が等間隔に並ぶことになるので、前方でのサイレンの波長は（ キ ）[m] となり、観測者が聞くサイレンの振動数は（ ク ）[Hz] になる。

次に図1-(b)のように観測者が Q の位置に移動した。この時救急車は C の位置にあり、走行を続けている。この場合、CQ 方向では救急車は速さ（ ケ ）[m/s] で観測者に近づいてくることになるので、観測者が聞こえるサイレンの振動数は（ コ ）[Hz] であらわすことができる。

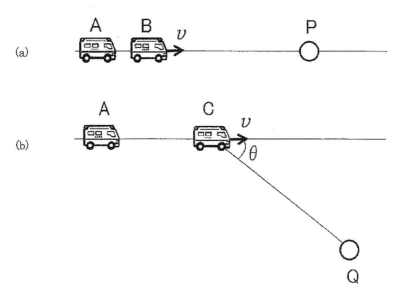

図1

3 以下の問に答えなさい。

(1) 図1に示すように、問1～問3の場合、コイルIに接続した検流計Gを流れる電流の向きは、
(a) 右向き、(b) 左向き、(c) 流れない のうちどれか、答えなさい。

問1　磁石のN極を近づけたとき
問2　コイルⅡ側のスイッチを入れたとき
問3　コイルⅡ側に一定の電流が流れているとき

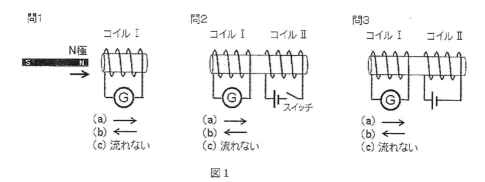

図1

(2) 図2に示すような1次コイルの巻数200回、2次コイルの巻数400回の変圧器がある。1次コイル側に100Vの交流電源、2次コイル側には50Ωの抵抗を接続した。変圧器による電力の損失はないとして、各設問に答えなさい。

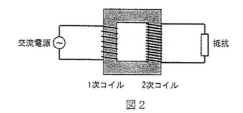

図2

問1　交流電圧の周波数が60Hzのとき、2次コイル側の周波数はいくらか。
問2　2次コイル側に生じる電圧はいくらか。
問3　抵抗に流れる電流はいくらか。
問4　2次コイル側の消費電力はいくらか。
問5　1次コイル側に流れる電流はいくらか。

4  以下の文章中（ア）～（ク）に適切な数値、数式を答えなさい。

（1）図1に示すように断面積 $5.0 \times 10^{-3}$ m² の円筒状の容器に、なめらかに動く軽いピストンで封入された気体がある。大気圧を $1.0 \times 10^5$ Pa とすると、気体がピストンを押す力は（　ア　）N である。はじめ、この気体の温度は 300 K、体積は $1.00 \times 10^{-3}$ m³ であったが、熱量を与えて温度を 360 K まで上昇させた。このとき、気体の体積は（　イ　）m³ になり、ピストンが（　ウ　）m だけ移動する。この体積変化にともない、気体がピストンにした仕事は（　エ　）J である。

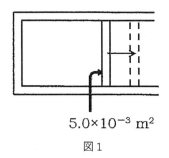

図1

（2）図2のように、長さ $l$ の軽い糸に質量 $m$ のおもりをつけ、天井に固定する。糸が鉛直方向となす角 $\theta$ の点Aまで、おもりをもち上げ、静かに手をはなした。重力加速度の大きさを $g$ とすると、おもりが点Aから最下点Bに移動する間に、おもりに対して糸の張力がする仕事は（　オ　）であり、同間におもりに対して重力がする仕事は（　カ　）である。また、点Bを通過するときのおもりの速さは（　キ　）である。いま、$\theta = 60°$、$l = 0.20$ m のとき、$g = 9.8$ m/s² とすると、点Bを通過するときのおもりの速さは（　ク　）m/s となる。

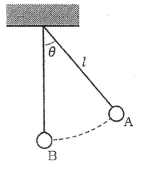

図2

# 化 学

## 問 題

### A 日 程

26年度

必要があれば、原子量は次の値を使うこと。
H=1　　C=12　　N=14　　O=16

$\boxed{1}$　以下の問に答えなさい。なお文中のLはリットルを示し、標準状態での気体1モルの体積は22.4 L、アボガドロ数は$6 \times 10^{23}$とする。

（1）　次の各物質量を記入しなさい。

　　問1　窒素原子N　7 g の物質量

　　問2　電子$e^-$　$3 \times 10^{22}$個の物質量

　　問3　窒素分子と酸素分子が4:1の体積比で混合された気体が標準状態で112 Lある。
　　　　　この気体中の窒素分子の物質量

（2）　過酸化水素水（$H_2O_2$水溶液）100 mL に微量のカタラーゼを加え、完全に水$H_2O$と酸素$O_2$に分解したところ、標準状態で89.6 mLの酸素が得られた。以下の問に答えなさい。ただし有効数字は2桁とする。

　　問1　この化学反応式を記入しなさい。

　　問2　反応前に存在した過酸化水素の物質量を答えなさい。

　　問3　反応前の過酸化水素水の質量%濃度を答えなさい。ただし、加えたカタラーゼの
　　　　　体積は無視できるものとし、水溶液の密度は1.0 g/cm³とする。

$\boxed{2}$ 燃焼反応と熱化学方程式に関する以下の問に答えなさい。

問1 エタノールの燃焼熱を 1368 kJ/mol として、完全燃焼したときの熱化学方程式を書きなさい。

問2 エタノール 2.3 g を完全燃焼するのに必要な酸素の質量と、その時に生じる熱量を答えなさい。

問3 グルコース（$C_6H_{12}O_6$）の燃焼熱を 2820 kJ/mol として、完全燃焼したときの熱化学方程式を書きなさい。

問4 酸素中でグルコース 3.6 g が完全燃焼したときに生じる二酸化炭素の質量と、その時に生じる熱量を答えなさい。

問5 グルコースがアルコール発酵によってエタノールと二酸化炭素に分解されるときの熱化学方程式を書きなさい。

問6 グルコースのアルコール発酵によってエタノール 11.5 g を得たとき、生じる熱量を答えなさい。

福岡歯科大学 26 年度 (16)

3 以下の問に答えなさい。

(1) 赤鉄鉱の組成式は $Fe_2O_3$ であらわされる。この酸化鉄の元素分析を行なったところ、重量比がそれぞれ Fe =70%, O =30%だったとする。鉄の原子量はいくらになるか。ただし有効数字は 2 桁とする。

(2) 以下の文を読み、下記の問いに答えなさい。
溶鉱炉中で高温のコークスから発生する一酸化炭素で赤鉄鉱や磁鉄鉱を還元して鉄は製造される。純粋な鉄は灰白色で比較的柔らかく湿った空気中では酸化されやすい。①$FeSO_4$ に塩基を加えると、緑白色の沈殿が生じ、$FeCl_3$ の水溶液に塩基を加えると赤褐色の沈殿が生じる。

問1 赤鉄鉱から鉄が生じる下記の反応式を完成し、記入しなさい。

$$Fe_2O_3 + \boxed{ア} CO \rightarrow 2Fe + \boxed{イ} CO_2$$

問2 下線部①の反応をあらわす下記のイオン反応式を完成し、記入しなさい。

$$Fe^{2+} + \boxed{ウ} \rightarrow \boxed{エ}$$

問3 以下の水溶液あるいは沈殿の色を下の選択肢から選び記号で答えなさい。
1) $FeSO_4$ 水溶液
2) $FeCl_3$ 水溶液
3) $FeSO_4$ の水溶液に $K_3[Fe(CN)_6]$ 水溶液を加えて生じた沈殿
4) $FeCl_3$ の水溶液に KSCN 水溶液を加えた後の水溶液

(a) 黒色　　　(b) 淡緑色　　　(c) 黄褐色
(d) 血赤色　　　(e) 濃青色（紺青）

問4 以下の化合物（塩）の中の Fe の酸化数を答えなさい。
1) $Fe(OH)_3$
2) $K_3[Fe(CN)_6]$　　ただし CN の酸化数は −1 とする。

$\boxed{4}$ ある動物から採った油脂を加水分解して、脂肪酸A、B、Cの混合物 100 g を抽出した。脂肪酸全体の質量に占める割合(%)として、Aが 26.0%、Bが 14.0%、Cが 60.0%含まれていた。脂肪酸のうち、ヨウ素の付加反応が起きたのはCのみであった。

分子量は、グリセリン＝92、A＝260、B＝280、C＝300 とする。

問1　油脂を構成する脂肪酸の平均分子量を求めなさい。ただし、有効数字は3桁とする。

問2　脂肪酸の化学式は **RCOOH** と書ける。ただし、**R** は炭化水素基であり、脂肪酸によって異なる形をとるものとする。油脂をグリセリンと脂肪酸に加水分解したときの化学反応式を書きなさい。

問3　油脂を加水分解して得られたグリセリンの質量を求めなさい。ただし、有効数字は2桁とする。

問4　脂肪酸全体のうち、飽和脂肪酸が占める割合（質量%）を答えなさい。

問5　油脂を水酸化カリウム水溶液とともに加熱すると脂肪酸のカリウム塩が生成する。この塩のことを何と呼ぶか。また、この反応を何と呼ぶか。

問6　問5の生成物は水溶性が高いが、油を分散させる働きがある。この分子の特徴的な構造から考えて、その理由を説明しなさい。

# 生　物

## 問題

26年度

A　日　程

1　以下の文を読み、下記の問に答えなさい。

　動物のからだは多数の細胞からできている。発生の過程で細胞がきまった形と機能を備えるように変化する現象を（　ア　）という。また、多細胞生物では同じような形と機能をもった細胞が集合し組織がつくられる。組織は大きく4つに分けられ、①収縮性の強い細胞の集まった組織、②細胞間の支持や栄養の補給を行う組織、③長い突起をもつ細胞が興奮を伝える組織、④からだの外表面および消化管などの内表面に存在する組織がある。何種類かの組織が組み合わさって特定の機能をもったものを（　イ　）といい、これらが集まって個体ができている。

問1　文中の（　ア　）と（　イ　）に適する語句を記しなさい。

問2　下線部①〜④にあてはまる組織の名称を記しなさい。

問3　下線部①〜④のそれぞれの組織に属するものを次の(a)〜(d)から選び、記号で答えなさい。ただし、該当するものが複数ある場合はすべての記号を、該当するものがない場合は「なし」と記しなさい。

(a)　骨

(b)　汗　腺

(c)　真　皮

(d)　毛様筋

2  図1はヒトの精子の形成過程を模式図に示したものである。これについて下記の問に答えなさい。

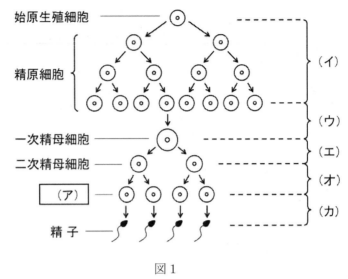

図1

問1　図中の（ア）は精子に変形する前の細胞を示す。この細胞の名称を記しなさい。

問2　体細胞分裂と減数分裂が行われている時期はそれぞれ図中の（イ）～（カ）のどれか。下記の(a)～(e)から1つ選び、記号で答えなさい。

(a)　（イ）
(b)　（ウ）
(c)　（エ）と（オ）
(d)　（ウ）と（エ）と（オ）
(e)　（エ）と（オ）と（カ）

問3　ヒトの精子の核相を記しなさい。

問4　精子は頭部、中片部、尾部に分けられる。中片部のみに含まれるものを下記の(a)～(e)からすべて選び、記号で答えなさい。

(a)　核
(b)　先体
(c)　べん毛
(d)　中心体
(e)　ミトコンドリア

3 以下の文を読み、下記の問に答えなさい。

　ハツカネズミには毛の色が灰色と黒色および白色があり、その形質は２つの遺伝子により決定される。いま、遺伝子型がＢＢｇｇで黒色のハツカネズミと、遺伝子型がｂｂＧＧで白色のハツカネズミをＰとして交配したところ、Ｆ₁はすべて灰色となった。次に、Ｆ₁どうしを交配したところ、Ｆ₂は灰色：黒色：白色＝９：３：４の比率となった。ここでは、遺伝子Ｂはｂに対して優性で、遺伝子Ｇはｇに対して優性とする。


問１　Ｆ₁の個体の遺伝子型を記しなさい。


問２　Ｆ₁の個体から生じる配偶子の遺伝子型の比率（ＢＧ：Ｂｇ：ｂＧ：ｂｇ）を記しなさい。


問３　Ｆ₁と黒色のＰを交配して生じる個体の遺伝子型とその比率を記しなさい。


問４　上記の問３で生じる個体の毛の色の比率（灰色：黒色：白色）を記しなさい。


問５　Ｆ₂で生まれる白色の個体の遺伝子型をすべて記しなさい。

4 以下の文を読み、下記の問に答えなさい。

(1) ヒトの網膜には性質の異なる2種類の視細胞が存在する。それぞれを視細胞A、視細胞Bとする。①視細胞Aは網膜の中心付近に密集して分布し、色を識別することができる。一方、視細胞Bは網膜の中心部より周辺部に多く分布し、色を区別することはできないが、視細胞Aに比べて非常に弱い光に反応できる。これらの視細胞は光があたると分解される色素をふくんでいる。②暗いところから急に明るいところへ移動すると、この色素の量が減少して光に対する感度が低下する。

問1　視細胞Aと視細胞Bの名称をそれぞれ記しなさい。

問2　下線部①の部分を何とよぶか。その名称を記しなさい。

問3　下線部②の現象を何とよぶか。その名称を記しなさい。

(2) 左目を閉じ、右目で図1の＋印を注視して目を近づけたり遠ざけたりすると、ある位置で●印が見えなくなる。

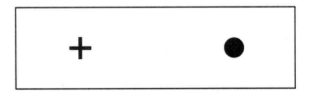

図1

問1　このような現象が起こる理由を下記の(a)～(d)から1つ選び、記号で答えなさい。

(a)　●印が網膜より前方に像を結ぶため。
(b)　●印が網膜より後方に像を結ぶため。
(c)　●印が視細胞が存在しないところに像を結ぶため。
(d)　●印が視神経と連絡していない視細胞に像を結ぶため。

問2　このような現象において●印が像を結ぶ眼球の部分を何とよぶか。その名称を記しなさい。

# 英 語

## 解答　26年度

### A 日 程

**①　[解答]**

1. エ
2. are passed on to the next generation
3. イ
4. ア
5. 全訳下線部⑥⑦参照

**[出題者が求めたポイント]**

1. in short, in brief とも言う。
2. pass A on to B：A を B に伝える(継承させる)が、受動態では A is passes on to B となる。能動態の構文は第3段落第6文にある。
3. bring A to B：A を B にもたらす
4. superior = better, inferior = worse, senior = older, junior = younger はいずれも頻出。
5. ⑥ act：機能する(= function)
   take advantage of ～：～を利用する、～につけこむ
   slight：わずかな(= minor)
   successive：連続的な(≒ consecutive)
   cf：successful：成功した
⑦ one = a system である。
   (be) composed of ～：～から成る(= be made up of ～)
   multiple：多数の
   which = multiple parts である。
   for S to V：S が V するために (for S は to V の意味上の主語)

**[全訳]**

　ダーウィンの進化論は、広く受け入れられた考え方であり、これによれば、すべての生命は関連しあっており、共通の祖先の子孫である。鳥類もバナナも、魚類も花も、すべて関連しあっているのだ。ダーウィンの一般的理論は、生命ではないものから生命が発達したと仮定しており、まったく自然な(方向づけのない)「修正[変形]を伴った遺伝的継承」を強調している。すなわち、複雑な生物は、より単純な祖先から、自然に次第に進化するというわけである。①手短に言えば、ランダムな遺伝子変異が、生命体の遺伝情報の中で発生する時、有益な変異が保存される、ということだ。なぜならば、その有益な変異は、生き残りに役立つからである。これが「自然淘汰」として知られている過程である。この有益な変異は、②次の世代へと継承される。次第に有益な変異が蓄積されていき、その結果として、まったく異なった生命体が生まれる(原種の変種であるだけでなく、まったく異なった生物である)。

　ダーウィンの進化論は(この種のものとしては)比較

的若い元型だが、進化論的世界観自体は古代から存在している。古代ギリシアの哲学者たち(例えばアナクシマンドロス)は、生命ではないものから生命が発達すること、さらに、人間は動物の進化論的子孫であることを仮定していた。ダーウィンは単に新しいものを古い哲学に③持ち込んだにすぎない。すなわち、「自然淘汰」と呼ばれるもっともらしい仕組みである。自然淘汰の役割は、有利で微小な遺伝子変異の保存・蓄積である。ある種の1個体が有利な機能を発達させたと仮定してみよう(翼が生えて、飛べるようになったとか)。その子孫はこの利点を継承し、さらに子孫へと継承していくだろう。同じ種の中の④劣った(不利な)個体は次第に死に絶え、種の中で⑤優れた(有利な)個体のみを残していくことだろう。

　ダーウィンの進化論は、ゆっくりとした段階的な過程である。ダーウィンの文章には、「⑥自然淘汰はわずかな連続的変化を利用することによってのみ機能する。大きく急に変化したりは決してできないが、ゆっくりとではあるが短く確かな歩みによって進んでいくに違いない」とある。そして、ダーウィンはこのように認めていた。「無数の連続的でわずかな修正[変形]によって形成されたはずがないような複雑な機関がどんなものであれ存在していることが証明されたならば、私の理論は完全に崩壊するだろう」。そのような複雑な機関は「それ以上単純化できないほどに複雑な体系」として知られるようになるだろう。⑦それ以上単純化できないほどに複雑な体系は、多数の部分から出来上がっている体系であり、すべての部分がその体系が機能するために必要である。たとえ1つの部分が欠けたとしても、体系全体が機能しなくなるであろう。1つ1つの部分すべてが必要不可欠なのだ。

**②　[解答]**

① ウ　② ア　③ オ　④ イ　⑤ エ

**[出題者が求めたポイント]**

① the wind → it, water → the water である。
② in all directions：あらゆる方向に、四方八方に
③ touch the ground：地面に触れる
④ the clouds → they である。
   come back to ～：～に戻ってくる
⑤ この文の other things than water を次の文で drops of sulphuric acid, chlorine, and fluorine と言い換えている。

**[全訳]**

　雲は水滴や氷でできている。風は、海や陸地から水を集めると、①(ウ)その水を空の上へと運ぶ。水滴がたくさん集まると、雲を照らしている日光の大半は水や氷に反射して、あなたの視線に入る頃には白く見える。

厚い雲の中では、②(ア)水滴は雲を反射する代わりに、四方八方に光を散らすので、雲は灰色や黒に見えることがある。

　雲は地表より上ならどんな高さでも発生することがある。時として、③(オ)雲は実際に地面に触れている。我々はそれを霧と呼んでいる。山頂に行ったり、飛行機に乗ったりすれば、あなたはほとんどの雲の上にいることになる。雨が降った後、雲は消える。なぜならば、④(イ)雲を作っている水が、すべて再び地表に戻っているからだ。

　地球には主に4種類の雲がある。積雲、層雲、巻雲、雨雲である。

　他の惑星では、⑤(エ)水以外のものでできている雲もある。金星は厚い雲で覆われているが、そこにある雲は硫酸、塩素、フッ素でできており、人体にとって有毒であるだろう。

## ③ [解答]
1.ウ　2.イ　3.エ　4.イ　5.ア

[出題者が求めたポイント]
1. ～にもかかわらず
2. ～(という手段)によって
3. 群接続詞。～する瞬間≒～するとすぐに
4. with a view to Ving：Vするために
   (＝ for the purpose of Ving / in order [so as] to V)
   (イ)～という期待を持って、が同義。
5. 偶然に

## ④ [解答]
1.ア　2.ウ　3.イ　4.エ　5.イ

[出題者が求めたポイント]
1. would often V：Vしたものだった(過去の習慣)
   (≒ used to V)
2. would rather V1 than V2：V2するくらいならV1
   したい
3. A is the same as B：AはBと同じだ
   (≒ A is much like B / A is similar to B)
4. 付帯状況の分詞構文。
5. decide not to V：Vしないことに決める
   after all (is said and done)：(何だかんだ言っても)
   結局
   cf：above all (things)：とりわけ(＝ in particular)

# 数　学

## 解答　　　26年度

### 1 〔解答〕

$(1)\ 3-2\sqrt{2}$　　$(2)\ \dfrac{4}{9}$　　$(3)\ 3$　　$(4)\ \dfrac{3}{2}$

#### 〔出題者が求めたポイント〕

(1)（数学I・平方根）

$(a-b)(a+b)=a^2-b^2$　を利用して, 分母を有理化する。

(2)（数学II・指数関数）

$3^{n-1}=a,\ 3^{-n-1}=b$　として計算する。

$c^m\cdot c^\ell=c^{m+\ell}$

(3)（数学II・対数関数）

$\log_a b=\dfrac{\log_c b}{\log_c a},\ \log_c M^r=r\log_c M$

$\log_c M+\log_c N=\log_c MN$

(4)（数学II・三角関数）

$\cos^2\theta+\sin^2\theta=1,\ 2\sin\theta\cos\theta=\sin2\theta$

#### 〔解答のプロセス〕

$(1)\ \dfrac{\sqrt{3}}{2-\sqrt{3}}=\dfrac{\sqrt{3}\ (2+\sqrt{3})}{(2-\sqrt{3})(2+\sqrt{3})}=2\sqrt{3}+3$

$\dfrac{2}{\sqrt{3}-\sqrt{2}}=\dfrac{2\ (\sqrt{3}+\sqrt{2})}{(\sqrt{3}-\sqrt{2})(\sqrt{3}+\sqrt{2})}=2\sqrt{3}+2\sqrt{2}$

$\dfrac{\sqrt{3}}{2-\sqrt{3}}-\dfrac{2}{\sqrt{3}-\sqrt{2}}=2\sqrt{3}+3-(2\sqrt{3}+2\sqrt{2})$

$\qquad\qquad\qquad\qquad =3-2\sqrt{2}$

$(2)\ 3^{n-1}=a,\ 3^{-n-1}=b$　とする。

$(a+b)^2-(a-b)^2=a^2+2ab+b^2-a^2+2ab-b^2$

$=4ab=4\cdot3^{n-1}\cdot3^{-n-1}=4\cdot3^{-2}=\dfrac{4}{9}$

$(3)\ \log_{16}81+\log_2\dfrac{8}{3}=\dfrac{\log_2 81}{\log_2 16}+\log_2\dfrac{8}{3}$

$=\dfrac{4\log_2 3}{4}+\log_2\dfrac{8}{3}=\log_2 3+\log_2\dfrac{8}{3}$

$=\log_2 8=3$

$(4)\ (\cos15°+\sin15°)^2$

$=\cos^2 15°+2\sin15°\cos15°+\sin^2 15°$

$=1+\sin30°=1+\dfrac{1}{2}=\dfrac{3}{2}$

### 2 〔解答〕

(1) 商・$x-2$, 余り・$-4x-1$

(2) 極大値・$-9+4\sqrt{2}$, $x$の値・$2-\sqrt{2}$

(3) $x\geqq5$　　(4) $p=31$

#### 〔出題者が求めたポイント〕

(1)（数学I・式の計算）

$f(x)\div(x^2-4x+2)$ を計算する。

商を$Q(x)$, 余りを$R(x)$とする。

(2)（数学II・微分法）

$f(x)$を微分して, 増減表を作る。

$f(x)=(x^2-4x+2)Q(x)+R(x)$に,

$x=2-\sqrt{2}$　を代入する。

(3)（数学II・高次方程式, 数学I・不等式）

$f(x)$を因数分解する。係数項が$-5$より, $x=\pm1$, $\pm5$を代入して, $f(x)=0$となるものを見い出す。

$x$の2次式の因数は平方完成して, 正となることを言う。

(4)(3)の因数分解で, $f(n)=g(n)h(n)$となるとき,

$g(n)=1,\ h(n)=p$ か $g(n)=p,\ h(n)=1$である。

（∵$p$が素数だから）

#### 〔解答のプロセス〕

(1)

$$
\begin{array}{r}
x-2 \\
x^2-4x+2\ \overline{)\ x^3-6x^2+6x-5} \\
\underline{x^3-4x^2+2x} \\
-2x^2+4x-5 \\
\underline{-2x^2+8x-4} \\
-4x-1
\end{array}
$$

従って, 商・$x-2$, 余り・$-4x-1$

$(2)\ f'(x)=3x^2-12x+6=3(x^2-4x+2)$

$f'(x)=0$のとき, $x=2\pm\sqrt{2}$

| $x$ |  | $2-\sqrt{2}$ |  | $2+\sqrt{2}$ |  |
|---|---|---|---|---|---|
| $f'(x)$ | + | 0 | − | 0 | + |
| $f(x)$ | ↗ | 極大 | ↘ | 極小 | ↗ |

$x=2-\sqrt{2}$ で極大

$f(x)=(x-2)(x^2-4x+2)-4x-1$　だから

$f(2-\sqrt{2})=0-4(2-\sqrt{2})-1=-9+4\sqrt{2}$

$(3)\ f(5)=125-150+30-5=0$　より

$f(x)=(x-5)(x^2-x+1)$

$(x-5)(x^2-x+1)\geqq0$

$x^2-x+1=\left(x-\dfrac{1}{2}\right)^2+\dfrac{3}{4}>0$　だから

$x-5\geqq0$　　従って, $x\geqq5$

$(4)\ (n-5)(n^2-n+1)=p\ (p$は素数$)$

$p$が素数なので, 左辺は$1\times p$しかない。

$n-5=1,\ n^2-n+1=p$のとき,

$n=6,\ p=6^2-6+1=31$

$n-5=p,\ n^2-n+1=1$のとき,

$n^2-n=0$　より　$n(n-1)=0$

$n$は自然数だから$n=1,\ p=1-5=-4$

よって, 不適

従って, $n=6,\ p=31$

## 3 〔解答〕

(1) $4\sqrt{3}$   (2) $x$ の最小値・6, $\tan\theta = 3$

(3) $x^2 - 18$   (4) 20

〔出題者が求めたポイント〕

(数学Ⅰ・三角比, 2次関数, 数学Ⅱ・式と証明)

(1) $\theta = 60°$ を代入する。

(2) $a > 0, b > 0$ のとき, $a + b \geq 2\sqrt{ab}$
　　等号が成り立つのは, $a = b$ のとき

(3) $x^2$ を計算する。

(4) $y$ を $x$ の2次式で表わし, 平方完成する。
　　$y = (x - p)^2 + q$ のとき, $x = p$ で $y$ は最小値 $q$ となる。

〔解答のプロセス〕

(1) $\tan 60° = \sqrt{3}$
$$x = \sqrt{3} + \frac{9}{\sqrt{3}} = \sqrt{3} + 3\sqrt{3} = 4\sqrt{3}$$

(2) $0° < \theta < 90°$ では, $\tan\theta > 0$
$$x = \tan\theta + \frac{9}{\tan\theta} \geq 2\sqrt{\tan\theta \cdot \frac{9}{\tan\theta}} = 6$$
　　従って, $x$ の最小値は6
　　$\tan\theta = \dfrac{9}{\tan\theta}$ より $\tan^2\theta = 9$
　　$\tan\theta > 0$ だからそのときは, $\tan\theta = 3$

(3) $x^2 = \tan^2\theta + 18 + \dfrac{81}{\tan^2\theta}$
　　$\tan^2\theta + \dfrac{81}{\tan^2\theta} = x^2 - 18$

(4) $y = (x^2 - 18) - ax = x^2 - ax - 18$
$$= \left(x - \frac{a}{2}\right)^2 - \frac{a^2}{4} - 18$$
　　よって, $y$ は $x = \dfrac{a}{2}$ で最小値をとる。
　　$\tan 45° = 1$ より $x = 1 + \dfrac{9}{1} = 10$
　　$\dfrac{a}{2} = 10$　従って, $a = 20$

## 4 〔解答〕

(1) $y = x - 1$   (2) $x^2 + (y+1)^2 = 8$

(3) $y = -x + 3$   (4) $2\pi - \dfrac{4}{3}$

〔出題者が求めたポイント〕

(数学Ⅱ・図形と方程式, 微分積分)

(1) $y = f(x)$ の上の $(t, f(t))$ における接線の方程式は,
　　$y = f'(t)(x - t) + f(t)$

(2) 中心が $(a, b)$, 半径が $r$ の円の方程式は,
　　$(x-a)^2 + (y-b)^2 = r^2$
　　中心の座標を代入し, 通る点より $r$ を求める。

(3) 円 $(x-a)^2 + (y-b)^2 = r^2$ の上の $(x_0, y_0)$ における接線の方程式は,
　　$(x_0 - a)(x - a) + (y_0 - b)(y - b) = r^2$

(4) $y$ 軸に関して左右対称であるから, $x \geq 0$ の部分の面積を求め2倍する。円と $y$ 軸の正の部分の交点をPとすると, 扇形BAP $C_1$ と $\ell$ の囲む面積。
　　$\ell$ の傾きを $m$ とすると, $\tan\theta = m$ より
$$\angle\text{PBA} = \frac{\pi}{2} - \theta$$

〔解答のプロセス〕

(1) $y' = \dfrac{1}{2}x$ より $x = 2$ のとき $y' = 1$
　　$\ell : y = 1(x - 2) + 1 = x - 1$

(2) $y = x - 1$ の $y$ 切片は, $(0, -1)$
　　$C_2 : x^2 + (y+1)^2 = r^2$ とする。
　　$(2, 1)$ を通るので, $r^2 = 2^2 + (1+1)^2 = 8$
　　従って, $x^2 + (y+1)^2 = 8$

(3) $2x + (1+1)(y+1) = 8$
　　$x + y + 1 = 4$
　　従って, $y = -x + 3$

(4) 図形Dは $y$ 軸に関して
　　左右対称であるので,
　　$x \geq 0$ の部分を求めて2倍する。
　　$\ell$ と $x$ 軸とのなす角を
　　$\theta$ とすると, $\tan\theta = 1$ より
　　$\theta = \dfrac{\pi}{4}$
　　$\angle\text{PBA} = \dfrac{\pi}{2} - \dfrac{\pi}{4} = \dfrac{\pi}{4}$

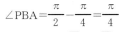

　　円の半径は, $\sqrt{8} = 2\sqrt{2}$
　　扇形BAPの面積は
$$\pi(2\sqrt{2})^2 \cdot \frac{\pi}{4} \cdot \frac{1}{2\pi} = \pi$$
　　$C_1$ と $\ell$ の囲む部分の面積は,
$$\int_0^2 \left(\frac{1}{4}x^2 - x + 1\right)dx = \left[\frac{x^3}{12} - \frac{x^2}{2} + x\right]_0^2$$
$$= \frac{8}{12} - \frac{4}{2} + 2 = \frac{2}{3}$$
　　従って, 図形Dの面積は,
$$2\left(\pi - \frac{2}{3}\right) = 2\pi - \frac{4}{3}$$

# 物 理

## 解答  26年度

### ① 〔解答〕

問1 水平方向 $N = T\cos\theta$
　　垂直方向 $\mu N + T\sin\theta = mg$

問2 $T\sin\theta \times L - mg \times \dfrac{L}{2} = 0$

問3 $N = \dfrac{mg}{2\tan\theta}$　　$T = \dfrac{mg}{2\sin\theta}$

問4 $\mu \geqq \tan\theta$

問5 $N' = \dfrac{g}{\tan\theta}\left(\dfrac{M}{3} + \dfrac{m}{2}\right)$, $T' = \dfrac{g}{\sin\theta}\left(\dfrac{M}{3} + \dfrac{m}{2}\right)$

### 〔解答のプロセス〕

問1 垂直方向のつりあいで摩擦力を最大摩擦力 $\mu N$ としたが、問題に不備があり、やむなく使用した。

問3 問2の答えより $T$ を求める。水平のつりあいより $N$ を求める

問4 A点で働く摩擦力を $f$ として

$$f = mg - T\sin\theta = mg - \dfrac{1}{2}mg = \dfrac{1}{2}mg$$

$f \leqq \mu N$ だから　$\dfrac{1}{2}mg \leqq \dfrac{\mu mg}{2\tan\theta}$　　$\therefore \mu \geqq \tan\theta$

問5 水平方向のつりあい　　$N' = T'\cos\theta$
　　垂直方向のつりあい　　$f' + T'\sin\theta = Mg + mg$
　　点Aの周りのモーメントのつりあい

$$T'\sin\theta \times L - Mg \times \dfrac{L}{3} - mg \times \dfrac{L}{2} = 0$$

以上より $T'$ と $N'$ を求める

### ② 〔解答〕

(ア) 高く　　(イ) ドップラー効果　　(ウ) $f$　　(エ) $v$

(オ) $V - v$　　(カ) $f$　　(キ) $\dfrac{v - V}{f}$　　(ク) $\dfrac{v}{V - v}f$

(ケ) $v\cos\theta$　　(コ) $\dfrac{V}{V - v\cos\theta}f$

### 〔解答のプロセス〕

(ウ) 振動数は音源が $1s$ 間に出す波の数

(ク) $f' = \dfrac{v}{\lambda'}$　$\lambda'$ は(キ)で求めた短くなった波長

### ③ 〔解答〕

(1)問1 (a)　　問2 (a)　　問3 (c)

(2)問1 60Hz　　問2 200$V$　　問3 4A
　　問4 800w　　問5 8A

### 〔解答のプロセス〕

(1) レンツの法則より考える

(2) 一次コイルと二次コイルの交流電圧(出力)の比は、
　　一次コイルと二次コイルの巻き数の比に等しい

### ④ 〔解答〕

(1) (ア) $5.0 \times 10^2$　　(イ) $1.2 \times 10^{-3}$　　(ウ) $4.0 \times 10^{-2}$
　　(エ) $2.0 \times 10$

(2) (オ) 0　　(カ) $mg\ell(1 - \cos\theta)$

(キ) $\sqrt{2g\ell(1 - \cos\theta)}$　　(ク) 1.4

### 〔解答のプロセス〕

(1) (ア) $F = PS = 1.0 \times 10^5 \times 5.0 \times 10^{-3} = 5.0 \times 10^2 N$

(イ) $\dfrac{1.0 \times 10^{-3}}{300} = \dfrac{V}{360}$　　$\therefore V = 1.2 \times 10^{-3} m^3$

(ウ) $\triangle x = \dfrac{V}{S} = \dfrac{0.20 \times 10^{-3}}{5.0 \times 10^{-3}} = 4.0 \times 10^{-2} m$

(エ) $W = P \triangle V = 1.0 \times 10^5 \times 0.20 \times 10^{-3} = 20J$

(2) (キ) $mg\ell(1 - \cos\theta) = \dfrac{1}{2}mv^2$

(ク) $v = \sqrt{2g\ell(1 - \cos\theta)}$

$$= \sqrt{2 \times 9.8 \times 0.2 \times \left(1 - \dfrac{1}{2}\right)}$$

$$= \sqrt{9.8 \times 0.2} = \sqrt{4.9 \times 0.4} = 7 \times 0.2 = 1.4\ m/s$$

福岡歯科大学　26年度　（27）

# 化　学

## 解答

26年度

```
A 日 程 試 験
```

### ① [解答]
(1)問1. 0.5 mol　問2. $5 \times 10^{-2}$ mol　問3. 4 mol
(2)問1. $2H_2O_2 \rightarrow 2H_2O + O_2$
　　問2. $8.0 \times 10^{-3}$ mol　問3. 0.27%
[出題者が求めたポイント]　物質量，化学反応の
　量的関係，質量パーセント濃度
[解答の手順]
(1)問1. $7\,g/14\,g/mol = 0.5$ mol
問2. $\dfrac{3 \times 10^{22}}{6 \times 10^{23}\,mol} = 0.05 = 5 \times 10^{-2}$ mol
問3. 体積比＝物質量比，であるから
　　　$\dfrac{112}{22.4} \times \dfrac{4}{5} = 4$ mol
(2)問2.　生成した酸素は，
　　　$\dfrac{0.0896\,L}{22.4\,L/mol} = 4.0 \times 10^{-3}$ mol
　　したがって，反応した $H_2O_2$ は，
　　　$4.0 \times 10^{-3} \times 2 = 8.0 \times 10^{-3}$ mol
問3. $H_2O_2 = 34$ として
　　$\dfrac{8.0 \times 10^{-3}\,mol \times 34\,g/mol}{100\,cm^3 \times 1.0\,g/cm^3} \times 100 = 0.272 \fallingdotseq 0.27\%$

### ② [解答]
問1. $C_2H_5OH + 3O_2 = 2CO_2 + 3H_2O + 1368$ kJ
問2.（酸素の質量）4.8 g
　（生じる熱量）68.4 kJ
問3. $C_6H_{12}O_6 + 6O_2 = 6CO_2 + 6H_2O + 2820$ kJ
問4.（二酸化炭素の質量）5.28 g
　（生じる熱量）56.4 kJ
問5. $C_6H_{12}O_6 = 2C_2H_5OH + 2CO_2 + 84$ kJ
問6. 10.5 kJ
[出題者が求めたポイント]　熱化学方程式，反応
　熱，化学反応の量的関係
[解答の手順]
問1.　熱化学方程式では，物質の状態を示さなければな
　らないが，ここでは何も指示されていないので，化学
　式のみで示す。例えば，$H_2O$ (l)，$H_2O$ (g) のように
　示すが省略した。
問2.　エタノールの物質量は，
　　$\dfrac{2.3\,g}{46\,g/mol} = 5.0 \times 10^{-2}$ mol
　したがって，必要な $O_2$ は，
　　$5.0 \times 10^{-2} \times 3\,mol \times 32\,g/mol = 4.8$ g
　発熱量は，
　　$1368 \times 5.0 \times 10^{-2} = 68.4$ kJ
問4.　グルコースの物質量は，
　　$\dfrac{3.6\,g}{180\,g/mol} = 2.0 \times 10^{-2}$ mol

生じる $CO_2$ は，
　　$2.0 \times 10^{-2} \times 6\,mol \times 44\,g/mol = 5.28$ g
生じる熱量は，
　　$2820 \times 2.0 \times 10^{-2} = 56.4$ kJ
問5.　次の2つの熱化学方程式から導く。
　　$C_2H_5OH + 3O_2 = 2CO_2 + 3H_2O + 1368$ kJ　……①
　　$C_6H_{12}O_6 + 6O_2 = 6CO_2 + 6H_2O + 2820$ kJ　……②
　　[②－①×2]を計算すると，
　　$C_6H_{12}O_6 = 2C_2H_5OH + 2CO_2 + 84$ kJ
問6.　エタノールの物質量は，
　　$\dfrac{11.5\,g}{46\,g/mol} = 0.25$ mol
　　生じる熱量は，
　　$84 \times \dfrac{0.25}{2} = 10.5$ kJ

### ③ [解答]
(1) 56
(2)問1. ア.3　イ.3　　問2. ウ.$2OH^-$　エ.$Fe(OH)_2$
　問3. 1)b　2)c　3)e　4)d　　問4. 1.＋3　2.＋3
[出題者が求めたポイント]　組成式と原子量，赤
　鉄鉱の還元，鉄イオンの性質
[解答の手順]
(1)　鉄の原子量をMとする。
　　$\dfrac{70}{M} : \dfrac{30}{16} = 2 : 3$　　∴M＝56
(2)問1.　$Fe_2O_3$ のOをCOが奪う反応。
　問2.　水酸化鉄(II)を生じる。
　問3.　1) $Fe^{2+}$ aqの色である。
　　　　2) $Fe^{3+}$ aqの色である。
　　　　3) $Fe^{2+}$ の検出反応。
　　　　4) $Fe^{3+}$ の検出反応。
　　　　　$FeSCN^{2+}$ など様々なイオンを生成する。
　問4.　1) $OH^-$ が3つ結合しているから $Fe^{3+}$ で，酸化
　　　　数は，＋3または＋Ⅲ(ローマ数字)
　　　　2) $K_3[Fe(CN)_6] \rightarrow 3K^+ + [Fe(CN)_6]^{3-}$
　　　　$CN^-$ であるから　$x + (-1) \times 6 = -3$　∴x＝＋3

### ④ [解答]
問1.　286
問2.
$$\begin{array}{ccc}
CH_2OCOR & & CH_2-OH \quad RCOOH \\
CHOCOR' & +3H_2O \rightarrow & CH_2-OH \quad + \quad R'COOH \\
CH_2OCOR'' & & CH_2-OH \quad R''COOH
\end{array}$$
または，
　　$C_3H_5(OCOR)_3 + 3H_2O \rightarrow C_3H_5(OH)_3 + 3RCOOH$
問3.　11 g　　問4. 40%
問5.　(塩の名称)せっけん(または，セッケン)
　　　(反応の名称)　けん化(または，ケン化)
問6.　セッケン分子は，疎水性の長い炭化水素基の部分
　と親水性のカルボキシ基からできているので乳化作用

を示す。

**[出題者が求めたポイント]** 脂肪酸，油脂，セッケン，化学反応の量的関係

**[解答の手順]**

問1. 脂肪酸の平均分子量をMとする。
$$\frac{100 \times 0.26}{260} + \frac{100 \times 0.14}{280} + \frac{100 \times 0.60}{300} = \frac{100}{M}$$
∴ $M = 100/0.35 = 285.7 ≒ 286$

問2. 油脂の示性式をどう書くかである。RCOOHのRは脂肪酸によって異なる形をとると示されているので，解答のように表現した。
　二つ目に書いた反応式は，最も一般的な化学反応式である。これだとRを区別することはできない。

問3. 脂肪酸が，$100/286 ≒ 0.35$ mol 得られているので，グリセリンは，$C_3H_5(OH)_3 = 92$ として，
$$0.35 \times \frac{1}{3} \times 92 = 10.7 ≒ 11 \text{ g}$$

問4. 飽和脂肪酸は，AとBである。
$$\frac{0.26 + 0.14}{1.0} \times 100 = 40.0 ≒ 40 \%$$

問5. $C_3H_5(OCOR)_3 + 3KOH \rightarrow C_3H_5(OH)_3 + 3RCOOK$
ケン化反応によりセッケンが得られる。

問6. セッケンは水の中で，
$R\text{-}COOK \rightarrow R\text{-}COO^- + K^+$
と電離するので，水によく溶ける。
セッケン分子を下図のように示すと，

疎水基　　親水基

油滴を下図のように囲み，分散させることができる。

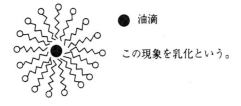

● 油滴

この現象を乳化という。

# 生　物

## 解答　　26年度

> ミトコンドリアである。

### A日程試験

**1　[解答]**

問1.　ア：分化　　イ：器官

問2.　①筋組織　　②結合組織　　③神経組織　　④上皮組織

問3.　①d　　②ac　　③なし　　④b

**[出題者の求めるポイント]**

問1.　多細胞生物は、多くの器官からなり、器官は同じような形態と機能を持つ細胞が集まった組織に区別できる。

問2.　①収縮性の細胞からなる組織を筋組織という。②細胞間の支持や栄養補給を行う組織を結合組織という。③興奮を伝える長い細胞をニューロンといい、ニューロンからなる組織を神経組織という。④体の外表面や消化管の内表面(食物の通り道に面する)を覆う組織を上皮組織という。

問3.　①筋組織には骨格筋(横紋筋)、心筋、平滑筋がある。立毛筋は毛根鞘と真皮上層との間に存在する平滑筋である。

　　②結合組織には骨組織、軟骨組織、脂肪組織、繊維性結合組織、血液がある。

　　③神経組織は脳や脊髄などニューロンのある組織である。(a)～(d)に該当するものはない。

　　④上皮組織には保護上皮、腺上皮、吸収上皮、感覚上皮がある。汗腺は腺上皮に該当する。

**2　[解答]**

問1.　ア：精細胞　　　問2.　体細胞分裂：a　　減数分裂：c　　問3.　n(単相)

問4.　de

**[出題者の求めるポイント]**

問1.　二次精母細胞が分裂してできる精細胞が変態して精子になる。

問2.　(イ) 始原生殖細胞の分裂や精原細胞の分裂は、体細胞分裂。

　　(ウ) 精原細胞が一次精母細胞になる過程は分裂ではなく、成長という。

　　(エ) 一次精母細胞から二次精母細胞になる分裂は減数分裂第一分裂。

　　(オ) 二次精母細胞から精細胞ができる分裂は減数分裂第二分裂。

　　(カ) 精細胞が精子になる過程を変態という。

問3.　減数分裂により核相は複相(2n)から単相(n)に変化する。

問4.　精子を頭部、中片、尾部に分けるとき、頭部には先体と核がある。中片にはべん毛の起点となる中心体、べん毛の基部、べん毛を動かすエネルギーを発生させるミトコンドリアがあり、尾部には中片から伸びたべん毛がある。中片にのみあるのは中心体と

**3　[解答]**

問1.　BbGg

問2.　BG：Bg：bG：bg＝1：1：1：1

問3.　BBGg：BBgg：BbGg：Bbgg＝1：1：1：1

問4.　灰色：黒色：白色＝1：1：0

問5.　bbGG、bbGg、bbgg

**[出題者の求めるポイント]**

問1.　親　　　　　　　　黒(BBgg)　×　白(bbGG)

　　配偶子　　　　　　(Bg)　　　　　(bG)

　　F₁　　　　　　　　　　灰(BbGg)

問2.遺伝子型(BbGg)の配偶子は、BG：Bg：bG：bg＝1：1：1：1

問3・4.　　　　　　　灰(BbGg)　×　黒(BBgg)

　　配偶子　(BG、Bg、bG、bg)　　(Bg)

　　子　灰(BBGg)、黒(BBgg)、灰(BbGg)、黒(Bbgg)

問5.　遺伝子型(bb○○)のとき白になる。したがって、(bbGG、bbGg、bbgg)。

**4　[解答]**

(1)

問1.　視細胞A：錐体細胞　　視細胞B：桿体細胞

問2.　黄斑(中心か)

問3.　明順応

(2)

問1.　c　　　問2.　盲斑(盲点、視神経乳頭)

**[出題者の求めるポイント]**

(1)

問1・2.　黄斑には色の識別のできる錐体細胞が多く、その周辺部は色の識別はできないが感度の良い桿体細胞が多くなる。

問3.　光刺激の受容で最初に反応する物質を視物質という。桿体ではロドプシン、錐体ではアイオドプシンという視物質がある。暗いところでは視物質の量を増やして感度を上げる。この状態を暗順応という。逆に明るいところでは、視物質の量を減らし、感度を弱めた状態になる。この状態を明順応という。

(2)

問1・2.　視神経が眼球内に入り込む位置を視神経乳頭といい、この位置には視細胞が存在しないため、この位置に●が結像されても見えない。このことから、視神経乳頭は盲斑とか盲点と呼ばれる。

# 平成25年度

# 問 題 と 解 答

平成25年度

# 英 語

## 問題

### A 日 程

25年度

---

1  次の文章を読んで、各問に答えなさい。

Astronomy seeks to answer *intriguing questions about the universe and celestial objects. Both children and adults ponder "How was the universe created?" and "How far away are the stars?"

In the beginning, the universe was very small, very dense, and extremely hot. Temperatures were ①too / for / exist / any / high / elements / to. Eventually, as the temperature fell, it became cool enough for atoms to form. The first element to form was hydrogen, the simplest element of all. Later came the formation of the first galaxies, and then the first stars.

In 1916, using mathematical models, Albert Einstein ②predicted that the universe was expanding, although he had a hard time believing it. Later, observations by Vesta Slipher and Edwin Hubble confirmed that this was true.

③This observation led to the notion that the universe had, at one time, been concentrated in one place then began to expand about 12 to15 billion years ago. This event is now referred to as the "Big Bang". The expansion of the universe is still going on today — we can observe distant galaxies moving farther away from us, carried by the expanding universe.

Astronomers believe that most stars are ④bear inside cold, dark *molecular dust and gas clouds. Such clouds are found inside galaxies, systems of immense size containing literally billions of stars. And there are billions of galaxies in the universe!

⑤Astronomers are puzzled by many observations about galaxies. How were individual galaxies created from the material that emerged from the Big Bang? Why aren't they uniformly spread across the sky? Do galaxies look the same today as when they formed billions of years ago?

When they ___⑥___ fuel, the most massive stars die and are believed to leave behind black holes. They are extremely dense, massive objects whose intense gravity prevents any material, or even light, ___⑦___ escaping. These black holes may be the *precursors of much more massive ones found in the center of galaxies. The first evidence of smaller black holes was found in our Milky Way and the nearby *Magellanic Clouds by Canadian astronomers.

(Adapted from http://www.nrc-cnrc.gc.ca/eng/education/astronomy/topics/universe.html)

〔注〕　*intriguing　＝ 興味をそそる　　　*molecular ＝ 分子の
　　　　*precursors ＝ 先行物、先駆体　　*Magellanic Clouds ＝ マゼラン星雲

福岡歯科大学 25 年度 (2)

1．下線部①の語を適切な文になるように並べ替えなさい。

2．下線部②と同じ意味を持つ語の記号を 1 つ選びなさい。

     （ア）applied        （イ）withdrew

     （ウ）relieved      （エ）foretold

3．下線部③を日本語に訳しなさい。

4．下線部④を適切な形に変えなさい。

5．下線部⑤の 2 つの具体例を本文に沿って日本語で書きなさい。

6．下線部⑥に入る最も適切な語句の記号を 1 つ選びなさい。

     （ア）are contented with     （イ）run out of

     （ウ）take over         （エ）contribute to

7．下線部⑦に適切な前置詞を入れなさい。

2 次の文章中の①〜⑤に最もあてはまるものを下記の（ア）〜（オ）から１つずつ
選び、その記号を書きなさい。

What is life? Does this sound like a strange question to you? Of course we all know what is meant by the word "life", but how would you define it?

Do all living things move? Do they all eat and breathe? Even though we all seem to know what is meant by saying something is "alive", it's not very easy to describe what "life" is. It's almost (  ①  ).

Even the biologists have a tough time describing what life is! But after many years of studying living things, from the *mold on your old tuna sandwich (  ②  ), biologists have determined that all living things do share some things in common:

1) Living things need (  ③  )
2) Living things get rid of waste
3) Living things grow and develop
4) Living things respond to their environment
5) Living things reproduce and (  ④  )
6) Over time, living things evolve in response to their environment

Therefore, in order (  ⑤  ) as we know it, it must possess these characteristics.

(Adapted from http://www.windows2universe.org/earth/Life/life1.html)

〔注〕　*mold = かび、菌

---

（ア）pass their traits onto their offspring

（イ）to take in energy

（ウ）as hard as describing where life came from

（エ）for something to be considered to "have life"

（オ）to monkeys in the rainforest

3 次の各組の英文がほぼ同じ意味になるように（ア）～（ク）の中に適語を1語ずつ入れなさい。

1. Do you mind if I sit down next to you ?

   Do you mind （　ア　）（　イ　） down next to you ?

2. The man solved the problem easily, which made me surprised.

   The man solved the problem （　ウ　） difficulty, which made me surprised.

3. I expect that she will pass the entrance examination.

   I expect （　エ　）（　オ　） pass the entrance examination.

4. Why did he do such a stupid thing ?

   （　カ　） made him do such a stupid thing ?

5. It is impossible to know what the little child will do next.

   There is （　キ　）（　ク　） what the little child will do next.

4  ( ) 内の語を適切な形に変えなさい。

1．いつ出発するか決めるのにもう少し時間を下さい。

Please give me some more time to make a ( decide ) about when to leave.


2．溺れる者は、わらをもつかむ。

A ( drown ) man will catch at a straw.


3．暗くなった、そしてさらに悪いことに、雨が降り始めた。

It got dark, and what was ( bad ), it began to rain.


4．私の妹は昨年スピーチコンテストで優勝した。

My sister ( win ) the first prize in the speech contest last year.


5．英語のほかに、彼はフランス語を話す。

In ( add ) to English, he speaks French.

# 数　学

## 問題

### Ａ　日　程

25年度

**1** 以下の式を計算しなさい。

問 1　$\dfrac{1-3i}{1+3i} + \dfrac{1+3i}{1-3i}$　　（ただし、$i$ は虚数単位を表す。）

問 2　$\dfrac{3x^3-10x^2+x+6}{3x^2-x-2}$

問 3　$(x + 3y)^3 + (x - 3y)^3$

問 4　$\cos 75° \cos 45° + \sin 75° \sin 45°$

$\boxed{2}$ 指数関数 $y = 2^x$ のグラフ上の点 $P(t, 2^t)$ と点 $A(0, -8)$ の中点をMとするとき、以下の問に答えなさい。

問1 $t = 0$ のときと、$t = -1$ のときの M の座標をそれぞれ求めなさい。

問2 M の $y$ 座標が 1 となるときの $t$ の値を求めなさい。

問3 $t = \log_2 9$ のときの M の座標を求めなさい。

問4 M が指数関数 $y = \left(\dfrac{1}{4}\right)^x$ のグラフ上の点となるときの $t$ の値を求めなさい。

$\boxed{3}$ $0° < \theta < 90°$ のとき、以下の問に答えなさい。

問 1　$3\sin\theta - 2 = 0$ のとき、$\cos\theta$ の値を求めなさい。

問 2　$\dfrac{\sin\theta}{\cos\theta} + \dfrac{\cos\theta}{\sin\theta} = 3$ のとき、$\sin\theta\cos\theta$ の値を求めなさい。

問 3　$4\sin^2\theta\cos^2\theta - 5\sin\theta\cos\theta + 1 = 0$ のとき、$\sin\theta\cos\theta$ の値を求めなさい。

問 4　$2\cos^2\theta - 4\sin\theta\cos\theta + 1 = 0$ のとき、$\tan\theta$ の値を求めなさい。

$\boxed{4}$ 放物線 $y = 3x^2 - 6x + 2$ を $C$ とするとき、以下の問に答えなさい。

問1　$C$ の頂点の座標を求めなさい。

問2　$C$ 上の点 $(t,\ 3t^2 - 6t + 2)$ における接線の方程式を求めなさい。

問3　問2で求めた接線が点 $(3, -1)$ を通るときの $t$ の値を求めなさい。

問4　放物線 $C$ と点 $(3, -1)$ を通る2本の接線で囲まれた図形の面積を求めなさい。

# 物理

## 問題
A 日程

25年度

1  以下の問に答えなさい。

(1) 台車を一定の力で引いて、速度や加速度を測定した。以下の（ア）～（ウ）に示す関係をグラフで表した場合、適切なものを図1の(a)～(e)から選びなさい。

(ア) 台車の質量が一定のとき、時間（横軸）と台車の速度（縦軸）の関係
(イ) 台車の質量が一定のとき、時間（横軸）と台車の加速度（縦軸）の関係
(ウ) 台車の質量（横軸）と加速度（縦軸）の関係

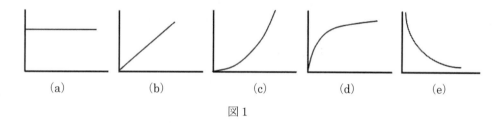

図1

(2) 図2のように、なめらかで鉛直な壁と摩擦のある水平な床の間に、長さ $\ell$、重さ $W$ の一様な棒が、床となす角 $\theta$ で立てかけてある。壁から受ける垂直抗力を $N_A$、床から受ける垂直抗力を $N_B$、床からの摩擦力を $R$ として、各問に答えなさい。

問1 点Bのまわりのモーメントのつり合いの式を書きなさい。
問2 $N_A$ を求めなさい。
問3 $N_B$ を求めなさい。
問4 $\theta$ を小さくしていったところ、60°より小さくなったとき棒がすべりだした。床と棒の間の静止摩擦係数を求めなさい。

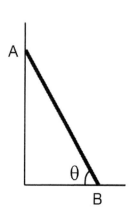

図2

2　図1のように、水平でなめらかな面の上に、ばね定数 $k$ [N/m]、自然長 $L$ のばねを置き、一端を固定し、もう一端には質量 $m$ [kg]の小さなおもりをつけた。いま、ばねが自然長のときのおもりの位置を点Oとする。点Oより、おもりを右にa [m]だけ移動させて静かに放したところ、おもりは点Oを中心に単振動をはじめた。ばねののび $x$ [m]は右向きを正とする。

問1　のびが $x$ [m]のとき、おもりがばねから受ける力の大きさを求めなさい。
問2　のびが $x$ [m]のときのおもりの加速度を求めなさい。
問3　$x = a$ [m]のときの弾性力による位置エネルギーを求めなさい。
問4　のびが $x$ [m]のときのおもりの速度 $v$ を求めなさい。
問5　おもりが原点を通過するときの速度を求めなさい。

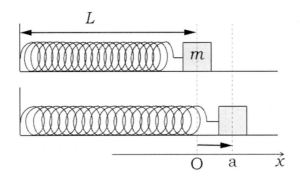

図1

3 以下の問に答えなさい。

（1）（　）内に適切な語句あるいは式を記入しなさい。

温度 $T$ が一定の条件下では、気体の圧力 $P$ と体積 $V$ との間には、以下の式①に示す関係がある。

$$（　ア　）＝一定 \cdots\cdots①$$

式①の関係を（　イ　）の法則という。一方、圧力が一定の条件下では、気体の体積 $V$ と絶対温度 $T$ の間には以下の式②に示す関係がある。

$$（　ウ　）＝一定 \cdots\cdots②$$

式②の関係を（　エ　）の法則という。図1のように2個の容器A、Bを中央にコックを付けた容積の無視できる細い管で接続した。容器の中は真空状態である。今、容器Aに絶対温度 $T_A$ の空気を入れ圧力を $P_A$ とした。その後、コックを開いた。容器の容積をそれぞれ $V_A$、$V_B$ とした場合、容器内の圧力は（　オ　）になる。その後、全体の温度を $T$ とした時に容器内の圧力は（　カ　）となる。

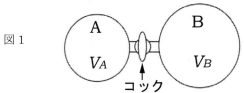

図1

（2）図2のように、絶対温度 $T_0$ で圧力 $P_0$、体積 $V_0$ となるようにシリンダー内に気体を入れた。ピストンはシリンダー内壁に沿ってなめらかに移動できる。ₐいま、外部より熱量 $Q$ を与えたら温度が $T_1$ に上昇し、ピストンが1から2に移動した。ᵦピストンを押し元の位置1までゆっくりと戻した。そこで、꜀ピストンを固定した後に、温度を $T_0$ まで下げた。

問1　下線部 a の操作において内部エネルギー変化を $\Delta E$、気体が外部に行った仕事を $W$ とした場合、$Q$、$\Delta E$、$W$ の間の関係式を書きなさい。また、この関係を何と呼びますか。

問2　下線部 a→b→c の操作により気体の圧力および体積はどのように変化するかを解答欄のグラフ中に示しなさい。

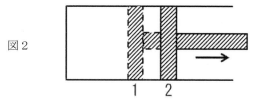

図2

4  図1のように14Vの電池に2つの抵抗 $R_1=5$ Ωおよび $R_2=15$ Ωを接続した。電池の内部抵抗は無視できるものとして、以下の問に答えなさい。

問1　AB間の抵抗値を求めなさい。
問2　このとき回路中C点を流れる電流を求めなさい。
問3　このとき抵抗 $R_1$ および $R_2$ を流れる電流を求めなさい。
問4　図2のように回路中に新たな抵抗 $R_3$ を接続したところ、回路全体の抵抗値は7Ωとなった。$R_3$ の抵抗値を求めなさい。
問5　問4の場合、回路中C点を流れる電流を求めなさい。

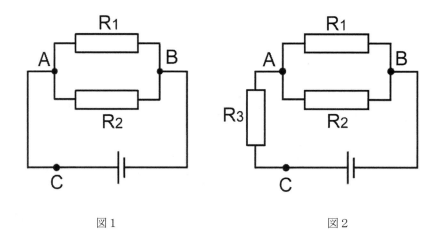

図1　　　　　　　　　　図2

# 化 学

## 問 題

### A 日 程

25年度

---

必要があれば、原子量は次の値を使うこと。

H=1    C=12    N=14    O=16    S=32    Cl=35

また、問題文中の体積の単位記号Lは、リットル（ℓ）を表す。

---

1  ある濃度の水酸化ナトリウム水溶液を用いて、0.04 mol/L のシュウ酸水溶液 20 mL を中和滴定したところ 16 mL 必要であった。以下の問に答えなさい。

問1  0.04 mol/L のシュウ酸水溶液 20 mL を作るためには、シュウ酸二水和物（$C_2H_2O_4 \cdot 2H_2O$）が何 g 必要かを答えなさい。

問2  水酸化ナトリウム水溶液のモル濃度（mol/L）を求めなさい。

問3  水酸化ナトリウム水溶液が完全に電離しているとして、その溶液の pH を求めなさい。ただし、$[H^+] \times [OH^-] = 1 \times 10^{-14}$ であるものとする。

問4  0.05 mol/L の塩酸 15 mL を中和するのに何 mL の水酸化ナトリウム水溶液が必要か、答えなさい。

問5  0.05 mol/L の塩酸 20 mL に水酸化ナトリウム水溶液 5 mL を加えたとき、溶液中に存在する $H^+$ の物質量（mol）を求めなさい。

福岡歯科大学 25年度 (15)

2 以下に示す気体(a)～(f)について、下記の問に答えなさい。

(a) 塩素　　　　(b) 水素　　　　(c) メタン

(d) 硫化水素　　(e) アンモニア　(f) 二酸化炭素

問1 気体(a)～(f)の構造式を、価標は省略せずに書きなさい。

問2 空気は窒素と酸素が体積比4:1で混合した気体であるとする。空気より軽い気体を(a)～(f)から全て選びなさい。

問3 酸化数が-2の原子を含む気体を(a)～(f)から全て選びなさい。

問4 水溶液が酸性を示す気体を(a)～(f)から全て選びなさい。

問5 無色刺激臭で、酸性の硫酸銅水溶液に通すと黒色沈殿を生じる気体を(a)～(f)から1つ選び、記号で答えなさい。そして、その時の化学反応式を書きなさい。

3 以下の（1）～（8）の文章は下図に示すカルシウムの化学反応について説明している。文章を読んで下記の問に答えなさい。

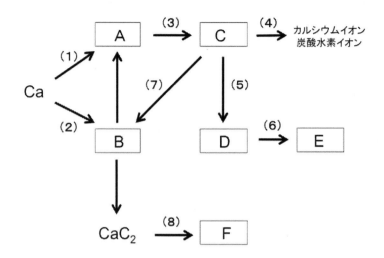

（1）カルシウムは水と反応し水素を発生しながらAになる。
（2）カルシウムは空気中の酸素によって容易に酸化されBになる。
（3）Aの水溶液に二酸化炭素を通じると白色沈殿を示すCが生じる。
（4）Cを含む水溶液にさらに二酸化炭素を通じ続けるとカルシウムイオンと炭酸水素イオンに電離して溶ける。
（5）Cに希塩酸を作用させると気体を発生させながらDが生じる。
（6）Dにさらに硫酸を作用させるとEが生じるが、この二水和物は石膏（セッコウ）と呼ばれ、壁の塗装や陶磁器の型、ギプスなどに利用されている。
（7）Cを900℃で焼くとBができる。
（8）Bと炭素を高温で処理すると炭化カルシウム（$CaC_2$）が生じる。この炭化カルシウムに水を加えると鎖式炭化水素の1つであるFが生じる。

問1　化合物A～Eを化学式で答えなさい。

問2　（4）の反応を、イオン式を用いた化学反応式で答えなさい。

問3　（7）でBができるとき、同時に生じる気体の名称を答えなさい。

問4　Fの構造式を、価標は省略せずに書きなさい。

福岡歯科大学 25年度 (17)

$\boxed{4}$ 以下の（1）〜（4）の文章を読み、下記の問に答えなさい。

（1）化合物 A、B、C、D、E は分子式 $C_5H_{10}$ の鎖式炭化水素であり、それらは構造異性体である。

（2）化合物 A、B に水素を付加すると F を生じ、化合物 C、D、E に水素を付加すると [ ] を生じる。

（3）化合物 B に塩素を付加すると不斉炭素原子２個を含む化合物を生じる。

（4）化合物 C では５個の炭素原子が全て同一平面上にある。

問1　化合物 A、B、C の構造式を、価標は省略せずに書きなさい。

問2　化合物 D と E に相当する２つの構造式を、価標は省略せずに書きなさい。

問3　化合物 F、G の名称を書きなさい。

# 生　物

## 問題

### A　日　程

25年度

1 以下の文を読み、下記の問に答えなさい。

　　ヒトの目の（　ア　）から入った光は、水晶体で屈折され、ガラス体を通って
（　イ　）上に像を結ぶ。（　イ　）には光を受容する2種類の視細胞が存在している。
（　ウ　）細胞は黄斑とよばれる部分に多く存在し、（　エ　）細胞は黄斑から離れた
周辺部に多く存在する。視細胞は光が当たると興奮し、この興奮が視神経によって大
脳に伝えられ、そこで視覚が生じる。

問1　文中の（　ア　）、（　イ　）に適する語句を下記の(a)～(d)からそれぞれ1つ選び、
　　　記号で答えなさい。

　　　(a)　網　膜
　　　(b)　強　膜
　　　(c)　角　膜
　　　(d)　脈絡膜

問2　文中の（　ウ　）、（　エ　）に適する語句を記しなさい。

問3　ヒトの目の形成において、正しい誘導順序を示すのはどれか。下記の(a)～(f)から1
　　　つ選び、記号で答えなさい。

　　　(a)　水晶体　→　神経管　→　角　膜
　　　(b)　水晶体　→　角　膜　→　神経管
　　　(c)　神経管　→　水晶体　→　角　膜
　　　(d)　角　膜　→　水晶体　→　神経管
　　　(e)　神経管　→　角　膜　→　水晶体
　　　(f)　角　膜　→　神経管　→　水晶体

問4　ヒトの目で、近くのものに焦点を合わせる仕組みで正しい組み合わせはどれか。下記
　　　の(a)～(d)から1つ選び、記号で答えなさい。

|  | 毛様体の筋肉 | チン小帯 | 水晶体 |
|---|---|---|---|
| (a) | ゆるむ | ゆるむ | 薄くなる |
| (b) | ゆるむ | 緊張する | 厚くなる |
| (c) | 収縮する | ゆるむ | 厚くなる |
| (d) | 収縮する | 緊張する | 薄くなる |

2  体細胞分裂と減数分裂に関する下記の問に答えなさい。

問1　1個の母細胞から体細胞分裂と減数分裂によって生じる娘細胞の特徴として適当なものはどれか。下記の(a)～(d)からそれぞれ1つ選び、記号で答えなさい。

　(a)　遺伝的に同一な娘細胞が2個できる。
　(b)　遺伝的に同一な娘細胞が4個できる。
　(c)　遺伝的に異なる娘細胞が2個できる。
　(d)　遺伝的に異なる娘細胞が4個できる。

問2　下記の1)～5)に挙げた細胞内の染色体の特徴のうち、体細胞分裂のみにあてはまるものには「A」、減数分裂のみにあてはまるものには「B」、両方にあてはまるものには「C」、いずれにもあてはまらないものには「D」を記しなさい。

　1)　二価染色体が観察される。
　2)　染色体が縦列面から分離する。
　3)　相同染色体が別々の極に分離する。
　4)　相同染色体が別々に赤道面に並ぶ。
　5)　分散した染色体に紡錘糸が付着する。

問3　体細胞分裂と減数分裂時の細胞あたりのDNA量の変化を模式的に示したものはどれか。下記の(a)～(f)からそれぞれ1つ選び、記号で答えなさい。

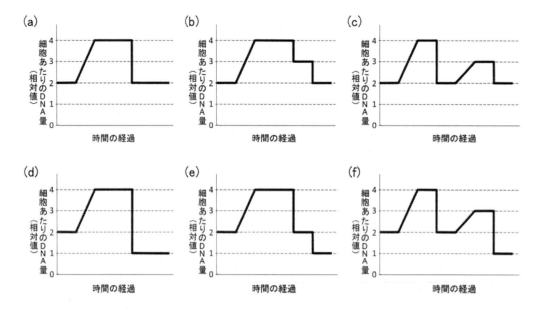

3 以下の文を読み、下記の問に答えなさい。

　カイコガには黄色のまゆを作る個体と白色のまゆを作る個体がある。Yはまゆを黄色にする働きをもつ遺伝子でyに対して優性で、Iはその働きを抑制する遺伝子でiに対して優性である。いま、遺伝子型IIyyの個体と遺伝子型iiYYの個体をPとして交雑しF₁を得たところ、その個体はすべて白色のまゆをつくった。

問1　遺伝子型IIyyの個体と遺伝子型iiYYの個体はそれぞれ何色のまゆをつくるか記しなさい。

問2　F₁の遺伝子型を記しなさい。

問3　F₁の個体から生じる配偶子の遺伝子型の比率（IY：Iy：iY：iy）を記しなさい。

問4　F₁どうしを交雑して得たF₂の個体がつくるまゆの色の比率（黄色のまゆ：白色のまゆ）を記しなさい。

問5　F₂のなかで黄色のまゆをつくる個体の遺伝子型をすべて記しなさい。

福岡歯科大学 25年度 (21)

4 脊椎動物の筋肉は横紋筋と平滑筋とに分けられる。表1は両筋の特徴をまとめた
ものである。これについて、下記の問に答えなさい。

| 横紋筋 | | 平滑筋 |
|---|---|---|
| 骨格筋 | （ ア ） | |
| （ イ ）に支配される | （ ウ ）に支配される | 自律神経に支配される |
| （ エ ） | 血液の循環をつかさどる | （ オ ） |

表1

問1　表1の（ ア ）にあてはまる筋の名称を記しなさい。

問2　表1の（ イ ）と（ ウ ）に適当な語句を下記の(a)～(e)からそれぞれ1つ選び、
記号で答えなさい。

　　(a) 運動神経のみ　　　　　(b) 交感神経のみ　　　　　(c) 副交感神経のみ
　　(d) 運動神経と副交感神経　(e) 交感神経と副交感神経

問3　表1の（ エ ）に適当な文を下記の(a)～(e)から2つ選び、記号で答えなさい。

　　(a) 舌の運動をつかさどる。
　　(b) 瞳孔の大きさを変える。
　　(c) 大腸の運動をつかさどる。
　　(d) 血管の収縮をつかさどる。
　　(e) 手足の屈伸をつかさどる。

問4　表1の（ オ ）に適当な文を下記の(a)～(e)から2つ選び、記号で答えなさい。

　　(a) 気管支の太さを変える。
　　(b) 口の開閉をつかさどる。
　　(c) 胃のぜん動をつかさどる。
　　(d) 心臓の拍動をつかさどる。
　　(e) 関節の運動をつかさどる。

問5　自律神経の最高中枢がある部位の名称を記しなさい。

# 英 語

## 解答

### 25年度

```
 A 日 程
```

## 1 出題者が求めたポイント

[全訳]

　天文学は、宇宙や天体に関する興味をそそる疑問に答えようとしている。子供も大人も「宇宙はどのようにして作られたのだろうか」「星と星の間はどのくらい遠く離れているのだろうか」などと考えている。

　当初、宇宙は非常に小さく、非常に密度が濃く、そして、非常に熱かった。温度が高すぎて、いかなる元素も存在できなかった。最終的に、温度が下がるにつれて、宇宙は原子が形成できるほどに冷え込んだ。最初に形成された元素は水素であり、これはあらゆる元素の中で最も単純なものである。その後、最初の星雲が形成され、そして、最初の星が形成された。

　1916年、数学的モデルを使って、アルバート＝アインシュタインは、宇宙が膨張していることを予測した（もっとも、彼自身このことを信じがたかったのだが）。その後、ヴェスタ＝スライファーとエドウィン＝ハッブルの観測結果によって、彼の予測が正しいことが立証された。

　③この観測結果によって、宇宙はかつては1ヶ所に凝縮していたが、120〜150億年前に膨張し始めたという考えが生まれた。この出来事は、現在「ビッグバン」と呼ばれている。宇宙の膨張は今日でも依然として継続中である。我々は遠くにある星雲が我々からさらに遠くへと離れていくのを観測することができるが、それは膨張する宇宙によって運ばれているのだ。

　天文学者たちの考えでは、星の大半は、冷たく暗い分子の塵やガスによる雲の内部で生まれている。この雲は星雲の内部にある。星雲とは、文字通り数十億の星を含む莫大な大きさの系である。しかも、この宇宙には数十億の星雲があるのだ！

　⑤天文学者たちは星雲に関する多くの観測結果に困惑している。個々の星雲は、ビッグバンで生じた物質からどのように作られたのだろうか？　なぜ個々の星雲は空に均一に広がっていないのだろうか？　星雲は今日でも、形成された数十億年前と同じように見えているのだろうか？

　星雲が燃料切れになると、最も巨大な数々の星は死滅し、後にいくつものブラックホールを残すと考えられている。ブラックホールとは、極めて密度の濃く、巨大な物体であり、その強力な引力によって、いかなる物体も(光さえも)脱出できなくなる。これらのブラックホールは、星雲の中心にある、より一層巨大なブラックホールの先祖である可能性がある。より小さなブラックホールの最初の形跡が発見された場所は、銀河系やその近くのマゼラン星雲であり、発見したのはカナダの天文学者たちであった。

[解答]

1. too high for any elements to exist
2. (エ)
3. 全訳下線部③参照
4. born
5. 全訳下線部⑤直後の3つの疑問文から2つ
6. (イ)
7. from

## 2 出題者が求めたポイント

[全訳]

　生命とは何か？　これは奇妙な問いのように聞こえるであろうか？　もちろん我々はみな「生命」という言葉によって何が意味されているかを知っている。しかし、生命をどのように定義するだろうか？

　生物はすべて動くのか？　生物はすべて食事や呼吸をするのか？　我々はみな、何かが「生きている」と言うことによって何が意味されているか知っているようでも、「生命」とは何かを記述することはそんなに簡単ではない。それは、生命がどこから来たのかを記述するのとほとんど同じくらい難しい。

　生物学者たちでさえも、生命とは何かを記述するのに苦労している。しかし、古くなったツナサンドに生えたカビから熱帯雨林に住むサルにまで至るさまざまな生物を長年にわたって研究した結果、生物学者たちは、すべての生物にはいくつかの共通点があることを突き止めた。

1) 生物はエネルギーを取り込む必要がある。
2) 生物は老廃物や排泄物を除去する必要がある。
3) 生物は成長、発育する。
4) 生物は環境に反応する。
5) 生物は子供を生み、自分の特徴を子孫に伝える。
6) 生物は次第に環境に応じて進化する。

　したがって、何かが、我々が知っているような「生命がある」と見なされるためには、これらの特徴を持っている必要があるのだ。

[解答]

① (ウ)　② (オ)　③ (イ)　④ (ア)　⑤ (エ)

## 3 出題者が求めたポイント

1. mind Ving：Vすることを嫌がる。myはVingの意味上の主語。
2. easily：簡単に(＝ with ease)
　　＝ without difficulty：苦労せずに
3. expect A to V：AがVすることを期待する
4. 「『何』が彼にそんな愚かなことをさせたか」という無生物主語構文への書き換え。
5. There is no Ving：Vすることはできない

[解答]

1. (ア) my　(イ) sitting

2. (ウ) without
3. (エ) her  (オ) to
4. (カ) What
5. (キ) no  (ク) knowing

**4**  出題者が求めたポイント

1. a の後なので名詞。
2. drown は「溺死する」という意味なので、「溺死しつつある者」という形になる。有名なことわざ。
3. what is worse ：さらに悪いことに
   (＝ to make matters worse)
4. last year とあるので過去形。発音は one と同じ。
5. in addition to ～ ：～に加えて

[解答]
1. decision
2. drowning
3. worse
4. won
5. addition

# 数　学

## 解答　25年度

### A日程

#### 1 出題者が求めたポイント

(1)(数学Ⅱ・複素数)

　$(a+bi)(a-bi)=a^2+b^2$ を利用し，通分する。

(2)(数学Ⅱ・高次方程式)

　分母，分子を因数分解する。

(3)(数学Ⅰ・式の計算)

　$(a+b)^3=a^3+3a^2b+3ab^2+b^3$

　$(a-b)^2+a^3-3a^2b+3ab^2-b^3$

(4)(数学Ⅱ・三角関係)

　$\cos(\alpha-\beta)=\cos\alpha\cos\beta+\sin\alpha\sin\beta$

〔解答〕

(1) $\dfrac{(1-3i)^2+(1+3i)^2}{(1+3i)(1-3i)}=\dfrac{1-6i-9+1+6i-9}{10}$

　$=\dfrac{-16}{10}=-\dfrac{8}{5}$ ………………………(答)

(2) $3x^2-x-2=(3x+2)(x-1)$

　$3x^3-10x^2+x+6=(x-1)(3x^2-7x-6)$

　　　　　　　　　$=(x-1)(3x+2)(x-3)$

　$\dfrac{(x-1)(3x+2)(x-3)}{(3x+2)(x-1)}=x-3$ …………………(答)

(3) $(x+3y)^3=x^3+9x^2y+27xy^2+27y^3$

　$(x-3y)^3=x^3-9x^2y+27xy^2-27y^3$

　$(x+3y)^3+(x-3y)^3=2x^3+54xy^2$ …………(答)

(4) $\cos75°\cos45°+\sin75°\sin45°=\cos(75°-45°)$

　$=\cos30°=\dfrac{\sqrt{3}}{2}$ ………………………(答)

#### 2 出題者が求めたポイント (数学Ⅱ・指数対数関数)

(1) M を $t$ の式で求めて代入する。

(2) M の $y$ の式を1とする。

(3) $c^{\log_c N}=N$ を使う。

(4) M$(a,\ b)$ のとき，$b=\left(\dfrac{1}{4}\right)^a$ で $t$ を求める。

〔解答〕

　M$\left(\dfrac{t}{2},\ \dfrac{2^t-8}{2}\right)$

(1) $t=0$ のとき，

　$\dfrac{2^0-8}{2}=\dfrac{1-8}{2}=-\dfrac{7}{2}$　M$\left(0,\ -\dfrac{7}{2}\right)$………(答)

　$t=-1$ のとき，

　$\dfrac{2^{-1}-8}{2}=\dfrac{1-16}{4}=-\dfrac{15}{4}$　M$\left(-\dfrac{1}{2},\ -\dfrac{15}{4}\right)$…(答)

(2) $\dfrac{2^t-8}{2}=1$ より $2^t=10$

　従って，$t=\log_2 10$ ………………………(答)

(3) $\dfrac{1}{2}\log_2 9=\log_2\sqrt{9}=\log_2 3$

　$\dfrac{2^{\log_2 9}-8}{2}=\dfrac{9-8}{2}=\dfrac{1}{2}$

　M$\left(\log_2 3,\ \dfrac{1}{2}\right)$ ………………………(答)

(4) $\dfrac{2^t-8}{2}=\left(\dfrac{1}{4}\right)^{\frac{t}{2}}$ より $\dfrac{2^t-8}{2}=2^{-t}$

　$2^t-8=2\cdot2^{-t}$ より $\left(2^t\right)^2-8\cdot2^t-2=0$

　$2^t=4\pm\sqrt{18}=4\pm3\sqrt{2}$

　$2^t>0$ より $2^t=4+3\sqrt{2}$

　従って，$t=\log_2(4+3\sqrt{2})$ …………(答)

#### 3 出題者が求めたポイント (数学Ⅱ・三角関数)

(1) $\cos\theta=\sqrt{1-\sin^2\theta}$

(2) 与式を通分する。

(3) $\sin\theta\cos\theta=\dfrac{1}{2}\sin2\theta$　より値の範囲を出しておく。

　$\sin\theta\cos\theta$ の2次方程式を解き，範囲内の値を答える。

(4) 両辺を $\cos^2\theta$ で割る。

　$1+\tan^2\theta=\dfrac{1}{\cos^2\theta}$

〔解答〕

(1) $\sin\theta=\dfrac{2}{3}$, $\cos\theta=\sqrt{1-\left(\dfrac{2}{3}\right)^2}=\dfrac{\sqrt{5}}{3}$ ………(答)

(2) $\dfrac{\sin^2\theta+\cos^2\theta}{\sin\theta\cos\theta}=3$ より $\dfrac{1}{\sin\theta\cos\theta}=3$

　従って，$\sin\theta\cos\theta=\dfrac{1}{3}$ ………………(答)

(3) $\sin\theta\cos\theta=\dfrac{1}{2}\sin2\theta$

　$0°<2\theta<180°$　より　$0<\sin2\theta\leqq1$

　よって，$0<\sin\theta\cos\theta\leqq\dfrac{1}{2}$

　$(4\sin\theta\cos\theta-1)(\sin\theta\cos\theta-1)=0$

　よって，$\sin\theta\cos\theta=\dfrac{1}{4},\ 1$

　従って，$\sin\theta\cos\theta=\dfrac{1}{4}$ ………………(答)

(4) 両辺を $\cos^2\theta$ で割る。

　$2-4\dfrac{\sin\theta}{\cos\theta}+\dfrac{1}{\cos^2\theta}=0$

　$2-4\tan\theta+1+\tan^2\theta=0$

　$\tan^2\theta-4\tan\theta+3=0$

　$(\tan\theta-1)(\tan\theta-3)=0$

　$\tan\theta>0$　より　$\tan\theta=1,\ 3$……(答)

## 4 出題者が求めたポイント（数学Ⅱ・微分積分）

(1) $y$ を $x$ に平方完成する。
　　$y = a(x-p)^2 + q$ のとき，頂点は $(p, q)$
(2) $y = f(x)$ の上の $(t, f(t))$ における接線の方程式は，
　　$y = f'(x)(x-t) + f(t)$
(3) (2)の式に，$x = 3, y = -1$ を代入する。
(4) 2本の接線を求め，交点を求める。
　　定積分で面積を求める。

〔解答〕

(1) $y = 3(x^2 - 2x) + 2 = 3(x-1)^2 - 3 + 2$
　　　$= 3(x-1)^2 - 1$
　　頂点は，$(1, -1)$　………………………（答）

(2) $y' = 6x - 6$
　　$y = (6t-6)(x-t) + 3t^2 - 6t + 2$
　　$y = (6t-6)x - 3t^2 + 2$ ……………（答）

(3) $-1 = 3(6t-6) - 3t^2 + 2$
　　$3t^2 - 18t + 15 = 0$
　　$3(t-1)(t-5) = 0$
　　従って，$t = 1, 5$ ……………………（答）

(4) $t = 1$ のとき，$y = -1$
　　$t = 5$ のとき，$y = 24x - 73$
　　$24x - 73 = -1$　より　$x = 3$

$\int_1^3 (3x^2 - 6x + 2 + 1) dx$
$+ \int_3^5 (3x^2 - 6x + 2 - 24x + 73) dx$
$= \int_1^3 (3x^2 - 6x + 3) dx$
$+ \int_3^5 (3x^2 - 30x + 75) dx$
$= \left[ x^3 - 3x^2 + 3x \right]_1^3$
$+ \left[ x^3 - 15x^2 + 75x \right]_3^5$
$= 9 - 1 + 125 - 117 = 16$ ……………（答）

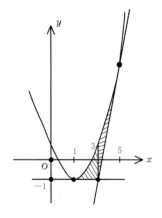

# 物 理

**A日程**

## 1 【出題者が求めたポイント】
【解答】運動の法則の理解

(1) $a = \dfrac{F}{m}$ より $a$ は一定である。

(ア) $v = at$ より $v$ と $t$ は比例する。 (b)…(答)
(イ) $a$ は時間に依存しない。 (a)…(答)
(ウ) $m$ と $a$ は反比例する。 (e)…(答)

(2) 問題文にある $R$ は解答に用いることができない。棒の重力は棒の中心(重心)に働く。

問1 $W \cdot \dfrac{\ell}{2} \cos\theta = N_A \cdot \ell \sin\theta$ …(答)

問2 問1より $N_A = \dfrac{W}{2\tan\theta}$ …(答)

問3 鉛直方向のつりあいより $N_B = W$ …(答)

問4 水平方向のつりあいより $R = N_A$
条件より $\mu N_B \leqq R = N_A$
$N_A, N_B$ を代入して、 $\mu \leqq \dfrac{1}{2\sqrt{3}}$ $\dfrac{1}{2\sqrt{3}}$ …(答)

## 2 【出題者が求めたポイント】
【解答】運動方程式 力学的エネルギーの保存

問1 $kx$ [N] …(答)

問2 運動方程式 $-kx = ma$ より
$a = -\dfrac{k}{m}x$ (m/s²) …(答)

問3 $\dfrac{1}{2}ka^2$ [J] …(答)

問4 力学的エネルギー保存 $\dfrac{1}{2}ka^2 = \dfrac{1}{2}kx^2 + \dfrac{1}{2}mv^2$ より
$v = \sqrt{\dfrac{k(a^2 - x^2)}{m}}$ [m/s] …(答)

問5 問4で $x = 0$ として $v = a\sqrt{\dfrac{k}{m}}$ [m/s] …(答)

## 3 【出題者が求めたポイント】
【解答】気体の法則 熱力学第一法則

(1)(ア) $PV$ (イ) ボイル (ウ) $\dfrac{V}{T}$ (エ) シャルル

(オ) 真空への膨張では内部エネルギーが変化しないので温度は変わらずボイルの法則が適用できる。
$P_A V_A = P(V_A + V_B)$ より $P = \dfrac{P_A V_A}{V_A + V_B}$ …(答)

(カ) ボイルシャルルの法則より $\dfrac{P_A V_A}{T_A} = \dfrac{P'(V_A + V_B)}{T}$

よって $P' = \dfrac{P_A V_A T}{(V_A + V_B)T_A}$ …(答)

※容器と外界の間で熱の移動があるものとした。

(2) 問1 外部に行なった仕事が $W$ だから $W < 0$ である。よって $\Delta E = Q + W$ …(答)
熱力学第一法則…(答)

問2

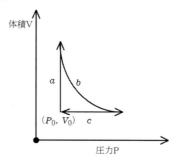

## 4 【出題者が求めたポイント】
直流回路 オームの法則 合成抵抗
【解答】

問1 $R = \left(\dfrac{1}{5} + \dfrac{1}{15}\right)^{-1} = \dfrac{15}{4}$ [Ω] …(答)

問2 $I = \dfrac{V}{R} = 14 \times \dfrac{14}{15} = \dfrac{56}{15}$ [A] …(答)

問3 $R_1 : \dfrac{56}{15} \times \dfrac{15}{5 + 15} = \dfrac{14}{5}$ [A] …(答)

$R_2 : \dfrac{56}{15} \times \dfrac{5}{5 + 15} = \dfrac{14}{15}$ [A] …(答)

問4 $7 - \dfrac{15}{4} = \dfrac{13}{4}$ [Ω] …(答)

問5 $I = \dfrac{14}{7} = 2$ [A] …(答)

# 化 学

## 解答　25年度

福岡歯科大学　25年度（27）

### A日程試験

**1** 出題者が求めたポイント……中和滴定，pH

問1．シュウ酸水溶液20 mL中のシュウ酸は，

$$0.04\,(\text{mol/L}) \times \frac{20}{1000}\,(\text{L}) = 8.0 \times 10^{-4}\,\text{mol}$$

$C_2H_2O_4 \cdot 2H_2O = 126$　として，

$126\,(\text{g/mol}) \times 8.0 \times 10^{-4}\,(\text{mol}) = 0.1008 \fallingdotseq 0.101\,\text{g}$

解答は有効数字2桁で示した。

水和水をもつ物質は，水和水を含めて計算する。シュウ酸二水和物1 molは126 (g) で，これを取ると $(\text{COOH})_2$ を1 mol取ったことになる。

問2．中和の公式を使うと，

$$2 \times 0.04 \times 20 = 1 \times x \times 16,\ x = 0.10\,\text{mol/L}$$

この中和反応は，

$$(\text{COOH})_2 + 2\text{NaOH} \rightarrow (\text{COONa})_2 + 2H_2O$$

したがって，

$$0.04 \times \frac{20}{1000} : x \times \frac{16}{1000} = 1 : 2\,(物質量比)$$

$$\therefore 2 \times 0.04 \times \frac{20}{1000} = 1 \times x \times \frac{16}{1000}$$

1000を消去すると，上記の中和の公式になる。中和の公式は，化学反応式を使って量的関係を求めると自動的に得られる。中和反応を正しい化学反応式で書けることがポイントになる。

問3．0.10 mol/Lであるから，

$$[\text{OH}^-] = 0.10 \times 1 = 1 \times 10^{-1}\,\text{mol/L}$$

したがって，$[\text{H}^+] = \dfrac{1 \times 10^{-14}}{1 \times 10^{-1}} = 1 \times 10^{-13}$

$$\therefore \text{pH} = -\log 1 \times 10^{-13} = 13$$

問4．この中和反応は，

$$\text{HCl} + \text{NaOH} \rightarrow \text{NaCl} + H_2O$$

$$0.05 \times \frac{15}{1000} : 0.10 \times \frac{V}{1000} = 1 : 1\,(物質量比)$$

これより，$V = 7.5\,\text{mL}$

中和の公式を用いると，

$$1 \times 0.05 \times 15 = 1 \times 0.10 \times V,\ V = 7.5\,\text{mL}$$

問5．反応させたHClは，

$$0.05 \times \frac{20}{1000} = 1.0 \times 10^{-3}\,\text{mol}$$

NaOHは，

$$0.10 \times \frac{5}{1000} = 5.0 \times 10^{-4}\,\text{mol}$$

混合すると，HClが

$$1.0 \times 10^{-3} - 0.5 \times 10^{-3} = 0.5 \times 10^{-3}\,\text{mol}$$ 残っている。

したがって，溶液中に存在する $\text{H}^+$ の物質量は，

$5.0 \times 10^{-4}\,\text{mol}$　である。

[解答]

問1. 0.10 g　問2. 0.10 mol/L　問3. 13

問4. 7.5 mL　問5. $5.0 \times 10^{-4}$ mol

**2** 出題者が求めたポイント……気体の構造式と性質

問1．いずれも教科書で扱われている重要な物質

問2．空気の平均分子量は，

$$28 \times \frac{4}{5} + 32 \times \frac{1}{5} = 28.8$$

分子量がこれより小さい気体は空気より軽い。

　(b) $H_2$　(c) $CH_4$　(e) $NH_3$

問3．(d) $H_2S$ 中のS　(f) $CO_2$ 中のO

問4．(a) $Cl_2 + H_2O \rightarrow HCl + HClO$

　　　一部このように反応し，酸性物質を生じる。

　(d) $H_2S \rightleftharpoons H^+ + HS^-$,　$HS^- \rightleftharpoons H^+ + S^{2-}$

　　2価の酸である。

　(f) $CO_2 + H_2O \rightleftharpoons H^+ + HCO_3^-$

　　いわゆる炭酸水である。

問5．$Cu^{2+} + H_2S \rightarrow CuS + 2H^+$

CuSは極めて難溶性なので，酸性溶液中でも沈殿する。

[解答]

問1. (a) Cl-Cl　(b) H-H　(c) H-C-H（上下にH）　(d) H-S-H

　(e) H-N-H（下にH）　(f) O=C=O

問2. (b), (c), (e)

問3. (d), (f)　　問4. (a), (d), (f)

問5. (d)

〈化学反応式〉$CuSO_4 + H_2S \rightarrow CuS + H_2SO_4$

**3** 出題者が求めたポイント……カルシウムの化合物，炭酸水素カルシウムの生成，アセチレンの生成

(1)～(8)の反応

(1) $Ca + 2H_2O \rightarrow Ca(OH)_2 + H_2$

(2) $2Ca + O_2 \rightarrow 2CaO$

(3) $Ca(OH)_2 + CO_2 \rightarrow CaCO_3 + H_2O$

(4) $CaCO_3 + CO_2 + H_2O \rightarrow Ca^{2+} + 2HCO_3^-$

(5) $CaCO_3 + 2HCl \rightarrow CaCl_2 + H_2O + CO_2$

(6) $CaCl_2 + H_2SO_4 \rightarrow CaSO_4 + 2HCl$

(7) $CaCO_3 \rightarrow CaO + CO_2$

(8) $CaO + 3C \rightarrow CaC_2 + CO$

　$CaC_2 + 2H_2O \rightarrow Ca(OH)_2 + CH \equiv CH$

問1．A.水酸化カルシウム　B.酸化カルシウム

　C.炭酸カルシウム　D.塩化カルシウム

　E.硫酸カルシウム

問2．炭酸水素カルシウム $Ca(HCO_3)_2$ が水に可溶なためこの反応が起こる。

問3．炭酸カルシウムの熱分解である。

問4．アセチレンを発生する。

福岡歯科大学 25年度 (28)

[解答]
問1. A. $Ca(OH)_2$　B. $CaO$　C. $CaCO_3$　D. $CaCl_2$
E. $CaSO_4$
問2. $CaCO_3 + H_2O + CO_2 \rightarrow Ca^{2+} + 2HCO_3^-$
問3. 二酸化炭素
問4. $H-C\equiv C-H$

**4**　出題者が求めたポイント……アルケン，有機
化合物の推定

(1) 5種類の異性体は，

$CH_2=CH-CH_2-CH_2-CH_3$,　$CH_2=CH-\underset{\underset{CH_3}{|}}{CH}-CH_3$

$CH_2=\underset{\underset{CH_3}{|}}{C}-CH_2-CH_3$,　　$CH_3-CH=CH-CH_2-CH_3$

$CH_3-CH=\underset{\underset{CH_3}{|}}{C}-CH_3$

(2) A，B $\xrightarrow{H_2}$ F (直鎖状)
　　　　　$CH_3-CH_2-CH_2-CH_2-CH_3$

　　C，D，E $\xrightarrow{H_2}$ G (枝分れ状)
　　　　　　$CH_3-\underset{\underset{CH_3}{|}}{CH}-CH_2-CH_3$

(3) $CH_3-CH=CH-CH_2-CH_3 + Cl_2$
　　　　$\rightarrow CH_3-\underset{\underset{Cl}{|}}{C^*H}-\underset{\underset{Cl}{|}}{C^*H}-CH_2-CH_3$

　　　C* が不斉炭素原子
　　　なお A からは不斉炭素原子が1個のみ生じる。

(4) $H_3\text{Ⓒ}$　　　$\text{Ⓒ}H_3$　Ⓒ 5個が同一平面上にある。
　　　　$\text{Ⓒ}=\text{Ⓒ}$
　　H　　　$\text{Ⓒ}H_3$

[解答]
問1. A.　　　　　　　B.

C.

問2. (D と E は区別できない)

問3. F. ペンタン　G. 2−メチルブタン

# 生　物

## 解答　25年度

### A 日程

**1** 出題者が求めたポイント(Ⅰ　視覚・誘導)

　ヒトの目の構造とはたらきに関する問題である。眼球の構造と視覚のしくみを図をイメージしながら学習すると良い。

問1 (ア)角膜から光が入る。(イ)外側から内側に向かって、強膜、脈絡膜、網膜の順に位置している。

問2 視細胞には桿体細胞と錐体細胞がある。桿体細胞は、光の少ないところで明暗感覚にはたらいている。錐体細胞は、黄斑部に多く分布して色の感覚にはたらいている。

問3 発生で学ぶ「誘導の連鎖」に関する問題である。教科書の章ごとに学習していくことは基本であるが、次の段階では横のつながりを意識して学習していくことが大切である。

問4 遠近調節のしくみに関する問題である。明暗調節のしくみとともに正確に理解しておくべき内容である。ここでは近調節のしくみを扱って、毛様体の筋肉が収縮することにより、チン小帯がゆるむ結果、水晶体が厚くなるという仕組みで起こる。

【解答】
問1(ア)－(c)　(イ)－(a)
問2(ウ)錐体細胞　(エ)桿体細胞
問3(c)
問4(c)

**2** 出題者が求めたポイント(Ⅰ　細胞分裂)

　体細胞分裂と減数分裂に関する問題である。それぞれの特徴、DNA量の変化、実験方法についてなどさまざまな角度から問われるので注意が必要である。

問1 体細胞分裂では遺伝的に同一な2個の細胞ができるのに対し、減数分裂では2回の分裂により遺伝的に異なる4個の細胞ができる。

問2 (1)相同染色体が対合してできる二価染色体ができるのは減数分裂だけである。(2)染色体が縦列面で分離するのは、体細胞分裂とともに減数分裂の第二分裂でも見られる。(3)相同染色体が別々の極に分離するのは減数分裂の第一分裂で見られる。(4)体細胞分裂では、相同染色体が別々に赤道面に並ぶ。(5)紡錘糸は分散した染色体に付着しない。

問3 体細胞分裂はDNAが複製された後、半減してもとの量に戻る。減数分裂では2回の分裂により、DNA量が半減した4個の細胞ができる。

【解答】
問1〔体細胞分裂〕(a)　〔減数分裂〕(d)
問2(1)－B　(2)－C　(3)－B　(4)－A　(5)－D
問3〔体細胞分裂〕(a)　〔減数分裂〕(e)

**3** 出題者が求めたポイント(Ⅰ 遺伝)

　典型的な抑制遺伝子の問題である。

問1 問題文から〔iY〕のときだけ黄色になることが分かる。そのためIIyyは白色、iiYYは黄色となる。

問2 Pのつくる配偶子の持つ遺伝子はIyとiYであるので、F₁の遺伝子型はIiYyである。

問3 F₁はIY；Iy：iY：iy＝1：1：1：1の割合で配偶子をつくる。

問4 交雑の結果、〔IY〕：〔Iy〕：〔iY〕：〔iy〕＝9：3：3：1となる。〔iY〕以外は白色となるので、黄色のまゆ：白色のまゆ＝3：13となる。

問5 〔iY〕の遺伝子型には、iiYYとiiYyの二種類ある。

【解答】
問1(IIyy)白色のまゆ　(iiYY)黄色のまゆ
問2 IiYy
問3 IY：Iy：iY：iy＝1：1：1：1
問4 黄色のまゆ：白色のまゆ＝3：13
問5 iiYY・iiYy

**4** 出題者が求めたポイント(Ⅰ 筋肉・自律神経)

問1 筋肉には横紋筋と平滑筋がある。横紋筋には骨格筋と心筋がある。

問2 骨格筋は運動神経に支配される筋肉であるのに対し、心筋は自律神経である交感神経と副交感神経に支配される。

問3 骨格筋は随意筋であるので、選択肢の中から該当するものを選ぶ。

問4 平滑筋は不随意筋であるので、選択肢の中から該当するものを選ぶ。(a)と(e)は骨格筋が関係する。心筋は不随意筋であるが、横紋筋である。

問5 自律神経の最高中枢は間脳の視床下部である。部位とあるので、視床下部を答える。

【解答】
問1(ア)心筋
問2(イ)－(a)　(ウ)－(e)
問3(エ)－(a)・(e)
問4(オ)－(a)・(c)
問5 視床下部

## 福岡歯科大学　歯学部入試問題と解答

平成 30 年 6 月 25 日　初版第 1 刷発行

編　集　みすず学苑中央教育研究所

発行所　株式会社ミスズ　　　　　　　　　　　定価　本体 3,600 円＋税

　　　　〒167－0053

　　　　東京都杉並区西荻南 2 丁目 1 7 番 8 号

　　　　　　　ミスズビル 1 階

　　　　電　話　0 3（5 9 4 1）2 9 2 4(代)

印刷所　タカセ株式会社

本書の一部又は全部の複製、転写、コピーは著作権に触れるので禁止する。

●本シリーズ掲載の入試問題について、万一、掲載許可手続きに遺漏や不備があると思われる
　ものがありましたら、当社までお知らせ下さい。

●乱丁・落丁等につきましてはお取り替えいたします。

●内容についてのお問合せは、具体的な質問内容を明記のうえ、ハガキ・封書を当社宛にお送
　りいただくか、もしくは下記のメールアドレスまでお問合せ願います。

〈 お問合せ用メールアドレス：info-mgckk@misuzu-gakuen.jp 〉